がん患者の「知りたい」がわかる本

日常生活の安心を支援するQ&A集

監修　青儀健二郎　飯野　京子
編著　阿南　節子　櫻井美由紀　岩本寿美代

じほう

執筆者一覧

■ 監　修

青儀健二郎（国立病院機構四国がんセンター乳腺・内分泌外科／
　　　　　　　　　　　　　　　同臨床研究センター 臨床研究推進部長）

飯野　京子（国立看護大学校成人看護学 教授）

■ 編　集

阿南　節子（同志社女子大学薬学部 教授）

櫻井美由紀（三田市民病院薬剤科）

岩本寿美代（がん研究会有明病院看護部）

■ 執　筆 （50音順）

秋丸　憲子（日本赤十字社和歌山医療センター乳腺外科 認定遺伝カウンセラー）

阿南　節子（同志社女子大学薬学部 教授）

井関　千裕（千葉大学大学院看護学研究科）

岩本寿美代（がん研究会有明病院看護部）

金井　彩子（クインタイルズ・トランスナショナル・ジャパン株式会社 看護師）

河野えみ子（関西医科大学香里病院薬剤部）

才藤千津子（同志社女子大学現代社会学部社会システム学科）

櫻井美由紀（三田市民病院薬剤科）

さとう桜子（セレナイト／がん患者向け美容ライフアドバイザー）

篠塚　　規（千駄ヶ谷インターナショナルクリニック 院長／日本旅行医学会 専務理事）

関　　孝子（関 孝子社会保険労務士事務所）

前田　利郎（京都きづ川病院消化器内科／日本旅行医学会 理事）

村上紀美子（医療ジャーナリスト）

■ イラスト

櫻井　秀也（医療法人晴風園今井病院薬剤科）

発刊に寄せて
―患者の切実なニーズにこたえる医療を目指して―

　がん診療において，検診・診断，手術，薬物療法の進歩により，予後の改善が進んでいる。さらに近年は各領域がんにおける免疫療法の有効性も臨床試験で報告されており，体にやさしい有効な治療法として期待される。これら最近の治療法は，がん患者さんの生活の質（Quality of Life；QOL）を保つことも重視されている。がん患者さんのQOLを保つ理念を推し進めたものが，近年注目されているキャンサーサバイバーシップの理念である。これは患者のみならず医療者，周囲の人も含めて，がん患者さんが，がんとの共生を通じながら，充実した社会生活を送ることを目指す考えである。したがって，がん患者さんの生活を社会がサポートするシステムを作ることが重要であるし，社会全体でがんを治す時代が到来するのも遠い未来のことではないと期待される。

　ただしそのシステム構築のためには，医療関係者のみならず，各領域の専門家を中心とした社会的リソースを駆使しながら，数多くの課題を克服していかなければならない。課題として挙げられるのは，治療費の問題に始まり，就労支援，チャイルドケア，妊孕性保護，セクシュアリティ，心理的サポート，遺伝性がん，等々である。いずれも患者さんにとっては切実であり，かつ解決のために高度の専門性を要する課題である。しかしがん患者さんが治療をしながら取り組むにはこれらの課題はあまりにハードであると思われ，また直接医療者に聞くのも聞きにくい状況であることは容易に想像できる。本邦のがん患者さんにとっての有用な手引きとなるものが必要であると思われる。

　今回上梓された本書は，そのような多くの切なるニーズに応えようと，本邦の各領域の専門家が一致団結して著したものである。著者らは，がん治療への疑問，日常生活を送るうえでの疑問，妊孕性や性，家族や仕事，医療費，精神的サポート等の各課題について，背景の解説を含めて懇切丁寧に答えており，著者らの熱意を感じることができる。本邦で初の患者さ

んの立場に立ったがん診療の手引き書であるといえ，がん患者さんにとって有益なサポートになるであろう。患者さんにもぜひ手に取っていただき，日常治療において疑問を解決する一助となって欲しいと心から願うものである。

　本書はまさしく社会でがんに取り組もうとする時代を先取りするものであるといえ，その出版に関与された方々の努力には心から敬意を表したい。

2016年2月

青儀 健二郎

Contents

Chapter 1 患者に正しく説明したい「これから」のこと

1 がんサバイバーシップとは？ ……………………………………………… 2
2 医療者とのコミュニケーションを改善するために …………………… 6
3 家族や友人と良い関係を築くために …………………………………… 9
4 副作用のとらえ方を理解してもらうには ……………………………… 11
5 知っておきたい経済上の問題，社会保障制度，保険について ……… 14
6 患者を取り巻くチーム医療──誰に何を相談すべきか ……………… 18
7 セカンドオピニオンは聞いたほうがいい？ …………………………… 21

Chapter 2 患者の知りたい生活上のあれこれ

I 治療に関するギモン

がんの治療について ………………………………………………………… 24
抗がん薬の副作用について ………………………………………………… 25
緩和ケアにできること ……………………………………………………… 27

①治療について

Q1 より良い治療を受けるには，どのように病院を選べばよいでしょうか？ …… 29
Q2 治療方法は，私が決めるのでしょうか？ ……………………………… 33
Q3 なぜ私ががんになってしまったのでしょう？ いままでの生活がいけなかったのでしょうか？ ……………………………………… 36
Q4 抗がん薬治療は何のために行うのでしょう？ 入院が必要ですか？ …… 38
Q5 飲み薬の抗がん薬で治療しています。飲み忘れないようにするにはどうすればよいでしょうか？ …………………………………………… 41
Q6 漢方薬は，がんに効きますか？ 安全で副作用はないのですか？ …… 44
Q7 抗がん薬にもジェネリック薬はありますか？ ………………………… 47
Q8 CVポートから治療をしています。何か注意する点などはありますか？ …… 50

- Q9 臨床試験への参加を勧められました。自分が"モルモット"にされてしまう気がしてしまいます。 ……… 53
- Q10 退院後の生活で注意することはありますか？ ……… 57
- Q11 放射線療法後の皮膚からは，なぜ汗が出ないのですか？ ……… 60
- Q12 乳がんの手術後に放射線療法を受けました。妊娠したのですが，授乳はできますか？ ……… 63

②副作用について
- Q13 抗がん薬の副作用が気づかないうちに起きていることはありますか？副作用が強いほど効果があるのですか？ ……… 66
- Q14 抗がん薬の副作用でしびれがあります。 ……… 68
- Q15 治療や薬の影響で，もの忘れが起きるでしょうか？ ……… 70
- Q16 抗がん薬治療の後遺症があると聞きました。副作用とは違うのでしょうか？ ……… 72

③緩和ケアについて
- Q17 緩和ケアとは何ですか？ 最後の手段なのでしょうか？ ……… 74
- Q18 モルヒネは最後に使う，命を縮める薬なのですか？ ……… 77

II 日常生活のギモン
- 食事や嗜好品について ……… 80
- 入浴や排泄について ……… 81
- 美容やおしゃれについて ……… 82

①食事や嗜好品について
- Q19 抗がん薬治療を受ける患者は生ものを食べてはいけないのですか？ ……… 84
- Q20 入院中は病院で出される食事以外のものは食べてはいけないと思っていました。 ……… 88
- Q21 食べられないから体重がどんどん減っています。体力が落ちるのではないかと心配です。 ……… 90
- Q22 サプリメントや健康食品を摂取してはいけないのですか？ ……… 93
- Q23 抗がん薬治療中には，タバコやお酒をやめなければいけませんか？ ……… 96

- Q24 口内炎が痛くて食べることができません。何かよい方法はありますか？ ……98
- Q25 抗がん薬治療中はグレープフルーツを食べてはいけないと聞きました。本当ですか？ ……101
- Q26 抗がん薬治療中に食べてはいけない食品や食べたほうがよい食品はありますか？ ……105
- Q27 味覚が変わってしまいました。何を食べても味がしません。もとに戻るでしょうか？ ……108

②入浴や排泄について

- Q28 抗がん薬治療中です。抗がん薬は危ない薬だと聞きますが，家族に影響はありますか？ ……110
- Q29 放射線療法をしています。家族は放射線に被曝しますか？子どもを抱くのが心配です。 ……112
- Q30 発熱があるとき，シャワーを浴びないほうがいいですか？ ……114
- Q31 人工肛門のガスをうまく調整できません。何かいい方法はありますか？ ……117
- Q32 乳がんの手術後ですが，温泉や銭湯に入るときに抵抗があります。 ……119
- Q33 血小板の数値が低いときに歯ブラシを使用してもいいですか？入浴は可能ですか？ ……121
- Q34 抗がん薬治療中の患者のオムツ交換や破棄はどのようにしたらいいですか？ ……124

③美容やおしゃれについて

- Q35 抗がん薬で脱毛すると聞きました。脱毛前の準備と脱毛中のケアについて教えてください。 ……128
- Q36 抗がん薬で毛髪だけでなく，眉毛や鼻毛など体中の毛が抜けました。もとに戻りますか？　よいメイクの方法はあるでしょうか？ ……134
- Q37 治療中のスキンケアと爪のケアについて教えてください。 ……139
- Q38 乳がんと診断されました。私は，乳房再建ができますか？ ……144

④その他

- **Q39** 抗がん薬治療中です。ペットを飼っていてもよいですか？
  趣味のガーデニングは続けてもいいですか？ ……………………… 149
- **Q40** 抗がん薬治療中にスポーツをしてもいいですか？ ……………… 151
- **Q41** リンパ浮腫とはなんですか？ …………………………………… 154

III　妊孕性・性的なことに関するギモン

がん患者の妊娠と出産，性的な問題 ……………………………………… 160

- **Q42** がんと診断されましたが，妊娠はできますか？
  将来，赤ちゃんが欲しいです。 ………………………………… 162
- **Q43** 妊孕性温存の方法について教えてください。 ………………… 166
- **Q44** がんの治療中に性行為をしても大丈夫ですか？ ……………… 170
- **Q45** がんの治療が終わったのですが，性行為はいつから始めることが
  できますか？ ………………………………………………………… 174

IV　外出や旅行に関するギモン

治療中の外出や旅行について ……………………………………………… 180

- **Q46** 抗がん薬治療中で体力の衰えを感じています。外出するのが不安です。 … 182
- **Q47** がん患者は温泉に入れないのですか？ ………………………… 185
- **Q48** 旅行に旅行診断書を持参するように言われました。
  どのようなものですか？ ………………………………………… 188
- **Q49** がん患者でも海外旅行保険に入れるのでしょうか？ ………… 191
- **Q50** 航空機内で容態が悪化した場合，どうなるのでしょうか？ … 193
- **Q51** 在宅酸素療法をしていても旅行はできますか？
  飛行機に乗るための手続きなどは必要でしょうか？ ………… 195
- **Q52** 車いすの利用，酸素や投薬の管理，健康管理，吸引が必要などの状況で
  旅行が不安な場合に得られるサポートはありますか？ ……… 198

V 家族との関わりに関するギモン
患者の思い・家族の思い ……………………………………………………… 200

①患者の思い
Q53 子どもにも，親ががんであると伝えたほうがよいですか？
どのように伝えればよいでしょう？ ………………………………… 202

Q54 年老いた親にも私のがんについて伝えたほうがよいですか？
病状を正しく伝えるには，どうすればよいでしょうか？ ………… 206

②家族の思い
Q55 夫ががんになりました。食事を準備してきた私のせいでしょうか？
忙しい夫を支えられず，ストレスになったのでしょうか？ ……… 208

Q56 がん患者の妻が一人で頑張って闘病しています。もっと頼って
ほしいのですが，どのように気持ちを伝えたらよいでしょうか？ ……… 210

Q57 家族として闘病中の姿を見ているのがとてもつらいです。
患者家族を支えてくれる存在や，ストレスを軽減する方法はありますか？ … 212

VI 心に関するギモン～心と向き合う～
心の問題 ……………………………………………………………………… 214

Q58 精神腫瘍科って何ですか？　がんになって以来，不安で夜も眠れません。
メンタルケアをしてくれるところはありますか？ ………………… 217

Q59 がんになったのはストレスが原因ですか？
今後はストレスのない生活を心がければいいでしょうか？ ……… 220

Q60 どうして自分ががんになってしまったのか，自分の一生はいったい
何だったのかと考えて落ち込みます。こんな悩みを相談できる
ところはないでしょうか？ …………………………………………… 222

Q61 夫の終末期が近いことがわかって動揺しています。家族として
どのような準備をしたらよいでしょうか？　本人とはどのような
話し合いをしたらよいでしょうか？ ………………………………… 224

Q62 長年連れ添った夫が亡くなって以来，心が空っぽになったようで
誰にも会いたくありません。いつまでこの状態が続くのでしょうか？ ……… 226

VII 仕事や経済的問題に関するギモン

治療費と収入の問題 ……………………………………………………………230

Q63 がんと診断されたら仕事や会社はどうすればいいですか？ ……………233

Q64 経済的に苦しいので治療費が払えません。
治療は断念するしかないでしょうか？ …………………………………236

Q65 休職中の場合，復帰の時期をどのように考えたらいいですか？ ………241

Q66 がんになってさまざまな場所（区役所など）へ相談に行こうと思っています。どこかまとめて相談できるような場所はありますか？ ………243

Q67 独居で家族も近くにいません。入院の手続きや財産管理について
利用できる制度はありますか？ …………………………………………245

Chapter 3 患者に伝えたいトピックス

1　ピア・サポートについて ………………………………………………………250
2　遺伝カウンセリングとは？ ……………………………………………………253
3　心の専門家とがん治療の関わり ………………………………………………259
4　海外の患者支援の動き～マギーズがんケアリングセンター（英国）………262

🌸 **Column** 🌸

- がん患者さんを支える医療者の方へ……13
- 内服抗がん薬の取り扱い……46
- ポートトラブルのあれこれ……52
- トランスレーショナルリサーチとは？……56
- 家庭医をもちましょう……59
- 貧血＝鉄分を摂る．では，白血球は増やすことができる？……87
- お酒が人生の楽しみ……100
- 食べやすい食品を見つける……107
- 化学療法や放射線治療中はハグしても大丈夫？……113
- 胃瘻は治療のパートナー……118
- 脱毛のこと①……133
- 脱毛のこと②……138
- スキンケアについて……143
- 歩数計の効果……153
- リンパ浮腫に感じる不安……159
- 卵子凍結ができなかった女性……173
- 胃がん化学療法中にあった性の相談……179
- サポートを受けながらがん治療を……184
- 子供に知られたくない……205
- 本当の気持ち……219
- うれしい言葉・傷つく言葉……229
- 「頑張って」の一言……261
- 日本でも必要なサポーティブケア——マギーズ東京の動き……266
- Cancer Care®の活動（米国）……268

付録①　myカルテ……269
付録②　役立つWebサイト集……283

索引……287

あとがき……291

Chapter 1

患者に正しく説明したい「これから」のこと

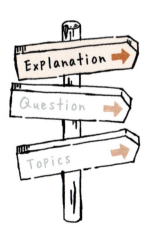

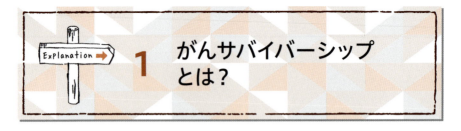

1 がんサバイバーシップとは？

1 がんサバイバーシップとは

　2014年3月，文部科学大臣・厚生労働大臣・経済産業大臣による「がん研究10か年戦略」が定められました。このなかで，戦略目標としての具体的研究事項の一つに「充実したサバイバーシップを実現する社会の構築をめざした研究」が挙げられています。この"サバイバーシップ"とは何を意味しているのでしょうか。

　1986年に米国のがん患者団体が初めて"キャンサー・サバイバーシップ"という理念を提唱しました。"がんサバイバーシップ"とは，がん経験者・がん生存者の闘病術やよりよく生きるための生活術のことです。日本においては，まだ"サバイバーシップ"という言葉はなじみが薄いですが，海外においては，がんを経験した人が，その後の生活で遭遇する課題を克服していくことという意味合いで使用されています。この概念は，がんの晩期障害〔治療を終えてから出てくる副作用や合併症など(表1)〕に関する身体的事象だけでなく，経済的事象や心理的側面も対象となります。米国においては，がんサバイバー（がんを経験して生きている人）が1,200万人とされており，日本でも500万人以上ががんサバイバーと考えられます。がんサバイバーがさまざまな問題を乗り越える"がんサバイバーシップ"は重要な社会全体の課題になりつつあります。

2 がんサバイバーシップの考え方

　当初，米国腫瘍学会（ASCO）では，がんサバイバーシップは，「がんが治癒した人」だけを対象にしていました。しかし，米国がんサバイバーシップ連合（NCCS）などの患者団体は「診断されて間もない人や，治療中の人など，すべてのがん患者および家族，友人も含める」として，より広

表1 抗がん剤の晩期障害

薬剤	晩期障害
アクチノマイシンD	肝繊維症　肝硬変
ブレオマイシン	肺繊維症　色素過剰症　手指潰瘍
シスプラチン	聴覚障害　末梢神経障害
シクロホスファミド	進行性生殖細胞形成不全　無精子症　卵巣機能不全　慢性出血性膀胱炎
ドキソルビシン	心筋症
エトポシド	テストステロン欠乏　末梢神経障害
フルオロウラシル	不可逆性涙管繊維症
イホスファミド	膀胱容量減少　尿細管機能不全　慢性出血性膀胱炎　子宮機能不全
ナイトロジェンマスタード	無精子症　精子減少症
プロカルバジン	無精子症　精子減少症　卵巣機能不全
ステロイド	白内障　骨壊死　虚血壊死
ビンクリスチン	末梢神経障害
メトトレキサート	肝繊維症　肝硬変　白質脳症　腎不全

(Loescher, et al：Gunz, 2001)

い意味での活動を進めています。現在では，"がんサバイバーシップ"はがんを経験して生存しているすべての人，家族，友人，社会全体をも対象とします。

3　がんサバイバーシップの重要性

　がん経験者は，がん治療終了後，5年経過しても10年経過しても，しばしば身体の不調を感じます。身体の不調は，再発では？　転移では？　といった不安を引き起こします。また，がん患者の多くが治療終了後は仕事に復帰したいと希望しても，転職や退職しなければならないケースが報告

表2 がんサバイバーシップ向上のための10の提言

1. 医療に関わる各当事者がサバイバーシップの認識,確立,実行を行う。
2. がんの治療を終えた患者に「サバイバーシップ・ケアプラン」を提供する。
3. 晩期障害に関するエビデンスに基づいた診療ガイドラインを官民の協力によって作成する。
4. サバイバーシップ・ケアの質を計測する臨床指標を官民協力によって開発し,質の高いケアを保証する仕組みを実行する。
5. 連邦政府医療保険(CMS),米国がん研究所(NCI),連邦政府医療研究・品質局(AHRQ),退役軍人省(VA)医療部門などがサバイバーシップ・モデルの試行に協力する。
6. 連邦議会は,連邦政府疾病予防局(CDC),その他の協力者,州政府などがサバイバーシップ・ケアを含む包括的ながん対策計画の策定を支援する。
7. 米国がん研究所,学会,ボランティア団体は,がんサバイバーに関する教育の提供を拡大する。
8. 雇用主,法的活動家,医療提供者,支援サービス提供者,連邦政府関連機関は,がんサバイバーが就労上の不利を受けないように努める。
9. 医療政策立案者は,がんサバイバーが適切で購入可能な医療保険を取得できるように努力する。保険者と支払者はサバイバーシップに関する認識を高める。
10. 米国がん研究所,連邦政府疾病予防局,連邦政府医療保険,退役軍人省医療部門,ASCOなどの民間部門,そして民間保険は,サバイバーシップに関する調査研究を推進する。

(Institute of Medicine:From Cancer Patient to Cancer Survivor:Lost in Transition, 2005より引用)

されています。がん患者は「がん」と診断されたときから,生涯,身体的,心理的,社会的なさまざまな問題を抱えることになります(28ページ図参照)。

国際的にはこのような背景から,さまざまな団体や組織ががんサバイバー支援のための活動を開始しています。わが国でも,がんサバイバー支援の動きが広まりつつあります。

4 がんサバイバー対策

米国では,連邦政府,医療界,学術団体,がん患者団体などが共同歩調をとって"がんサバイバーシップ"問題への対応を急速に進めています。IOM(Institute of Medicine:米国医学研究所)の「がんサバイバーシップ委員会」は,2005年にがんサバイバーシップ向上のための10の提言を行っています(表2)。また,学会レベルにおいても,がんサバイバー対策

表3 米国・欧州臨床腫瘍学会「がん診療の質向上・共同宣言10カ条」

1. 情報へのアクセス
   患者は自己の疾患について治療法，メリット・デメリット，治療選択などの適切な情報を得る
2. プライバシー保護・守秘義務・尊厳
   患者の診断や治療に関するプライバシーは保護され，常に尊厳をもって治療される
3. 診療録へのアクセス
   患者は自身の治療に関する診療録を閲覧し，コピーを得ることができる
4. がん予防サービス
   患者はがん予防に関する助言と根拠に基づく予防的介入に関する情報を得ることができる
5. 平等性
   人種，宗教，性別，国籍，障害などによる差別なく医療サービスが受けられる
6. 治療と選択に関する同意
   患者には治療やケアに関する意思決定に参加する権利がある
7. 集学的がん治療
   腫瘍内科医，外科医，放射線腫瘍医，緩和ケア専門スタッフ，看護師，ソーシャルワーカーなどからなる集学的チームによって最適の治療が提供される
8. 新しい治療法への参加
   患者は臨床試験や新しい治療に参加する機会をもつ
9. サバイバーシップ診療計画
   がんサバイバーには一次療法の終了時に包括的ケアの概要とフォローアップ計画が提供され，長期的治療をモニターする
10. 疼痛管理，サポート，緩和ケア
    患者は，オピオイド鎮痛薬や他の支持療法の使用を含む疼痛管理を受ける機会をもつ

ASCO：米国臨床腫瘍学会　　　　ESMO：欧州臨床腫瘍学会

〔ASCO-ESMO Consensus Statement on Quality Cancer Care：Journal of Clinical Oncology, 24(11), 2006 より引用〕

として「世界中の患者が高い質の医療を広く受けられる」ことを理念とし，世界的ながん診療の質の「均てん化」（高い質の医療が広く浸透する）を目指し，ASCOと欧州臨床腫瘍学会（ESMO）は共同で，2006年にがんサバイバーシップに関する共同宣言を公表しました(表3)。わが国においても，2007年4月，がん対策基本法が施行され，それに基づいて政府が策定したがん対策推進基本計画の全体目標の1つに「すべてのがん患者及びその家族の苦痛の軽減並びに療養生活の維持向上」が挙げられています。今後，さらに社会全体としての"がんサバイバーシップ"対策が望まれます。

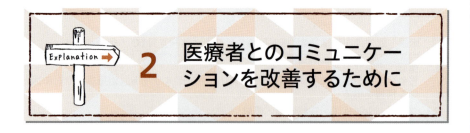
2 医療者とのコミュニケーションを改善するために

　患者さんは医療者とのコミュニケーションをしばしば困難と感じます。診断や治療について説明を受ける際，おびえたり圧倒感を感じたり，なかなかその関係が修復できない場合もあります。患者さんと医療者の良好なコミュニケーションは，患者さんが受ける医療の質を向上させるのに役立ちます。まず大切なことは患者さんがサービスを受ける側であることを忘れないこと，患者として医療サービスを受ける立場であることを理解しておくことが重要です。がん治療に関する難しい意思決定を始めるときの最良の方法は，患者さん自身が自分のがんについて知ることと，自分を取り巻く看護師，薬剤師，ソーシャルワーカーなどの医療チームを理解することです。そして，自分がそのチームの一員であることを理解することです。以下にコミュニケーションのTips（コツ）を示します。

1 myカルテを作成する

　本書の巻末に収載している「myカルテ」または治療ノートを作ることで，ひとつの場所に患者さんの健康情報のすべてをまとめておくことができます。myカルテには医療チームのメンバーの名前を書き留めて，医療チームの情報をまとめます。また医師に質問する内容を書き留めておくとよいでしょう。がん治療の内容と自分の毎日の状況も記録しておきます。

2 質問リストを準備する

　次の診療日の前に，治療についての質問や気になることを書き留めます。最初に，最も重要な疑問や懸念を書くとよいでしょう。重要度が高いことを先に質問します。このようにすると，自分にとって最も重要なことを聞き忘れるのを防止できます。医療者も限られた時間のなかで，質問に

具体的かつ簡潔に答えることができます。医療者と面談する際は，最初に最も重要な質問をしましよう。

3　面談の際は，家族や友人に同席してもらう

　患者さんがmyカルテや質問リストを準備し持っていたとしても，面談の際に，家族や友人に同席してもらうことは心強いことです。家族や友人の同席は，患者さんの"第二の耳"の役割を果たしてくれるでしょう。

　また，同席する家族や友人は，患者さんが医療者に聞き忘れていることを気づいてくれることもあります。

4　医師（医療者）の話の内容を書き留めておく

　記録することで，医師（医療者）の回答やアドバイスや指示を思い出すのに役立ちます。

　その場で記録できない場合，あとからでも，同席している家族や友人に確認して記録します。もし，モバイルデバイスを持っている際は，メモの代わりに使用すると便利です。これらのメモは，あとで情報を再確認したいときに非常に有用です。

5　許可がもらえたら説明内容を録音する

　会話を録音することで，大切な情報を再確認したり，家族と情報を共有したりすることが可能になります。許可がもらえる場合は録音するとよいでしょう。

6　話すことと聞くこと——医師を理解するコツ

①普通の言葉で話してもらう

　医師（医療者）は，患者さんが理解しにくい専門用語を使用して説明するかもしれません。そのとき，患者さん自身が「私にはその言葉は理解できません」とはっきり伝えることが大切です。これは「よくわかりません」と言うより効果的です。

②はっきりと話す（assertive）
　もし，説明されたことが理解できない場合は，はっきり聞きなおすことを恐れてはいけません。具体的かつ簡潔に質問しましょう。患者さんが混乱していたり，どうしていいかわからなかったりした場合は，医師や看護師に，詳しく尋ねる別の時間をとってもらいましょう。追加の質問をしたいときのために，連絡方法を聞いておきましょう。
③何かわからないことがあれば，医師の言葉を繰り返す
　これは，「ミラーリング」と呼ばれ，言われたことを明確にするのに有効です。 また，「ミラーリング」は医師と患者のコミュニケーション手段として有効です。

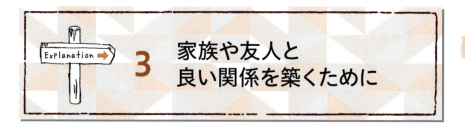

1 はじめに

　がん，と一言でいっても，病気の状況もさまざまであり，年齢，家庭環境，仕事の状況によっても受け止め方は異なります。がんとつきあっていくなかで，家族や信頼できる友人の力は何よりも大きな支えになり，良い関係を作ることはとても大切です。がんと診断され，つらい思いのなかにあっても，病気を知ったときの家族の気持ちを思いやったり，心配をかけないように苦しそうな様子を見せまいと気遣ったりする患者さんもいます。

2 家族との関係

　がんは，患者さん本人に影響するだけではなく，家族や友人にも影響して，心配や不安を感じさせます。家族はがん患者さんを支えようと頑張り，いままでと違った役割を果たそうとします。また，がんになったのは自分の責任であるように感じたり，患者さんに対して何もできないと思って無力感を感じたりすることもあります。

　家族ががんになったら，生活が変わり，家族内での役割や責任が変わります。治療が生活の中心となり，通院に付き添ったり，働き手ががんになって他の家族が仕事をはじめたり，患者のサポートのために仕事を辞めたり，子どもが代わって家事をしたりなど，さまざまな場合があります。

　治療について決定するときには，パートナーも一緒に医師の説明を聞き，病状，治療の選択肢，副作用などについて，ともに学んで意志決定すべきです。また，家族で，経済的な問題や，仕事・家事・育児・介護などの役割分担についても話し合うよう勧めます。

3 子どもについて

　子どもに対しても，年齢に応じてわかる言葉で伝えると，家族の一員であることを感じて気持ちが安定するといわれています。子どもの年齢に応じて理解できる言葉で，がんについて，誰のせいでもないこと，うつる病気ではないことを伝えましょう。家事を手伝うことだけではなく，家族で話すこと，子ども自身が学校で勉強すること，友人と良い時間を過ごすことも，患者の支えとなることを子どもに伝えるよう勧めるとよいでしょう。

4 友人との関係

　友人や知人にどう伝えるかは，相手とのこれまでの関係や，どのくらい信頼しているかにもよります。家族ではなく，友人が日常生活や治療のサポートをしてくれることもあります。信頼できる友人に，苦しみや不安を話せることは，多くの人にとって支えとなります。

患者サポートの道しるべ

- 誰かが，ありがたくないサポートを申し出たときには，まず感謝の気持ちを表して，必要なときにはこちらから頼むべきだということを伝えましょう。余計なアドバイスをしたがる人は，何もできないけれど心配している，という気持ちを示したいだけかもしれません。好意から出たアドバイスやサポートの申し出でも，批判されているようで不快に感じることもあります。必要のないアドバイスやサポートをしたがる人もいますが，何が必要かを決めるのは患者さん自身です。

参考文献
1) National Cancer Institute（http://www.cancer.gov/）
2) National Institutes of Health（http://www.nih.gov/）

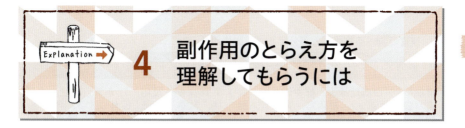

4 副作用のとらえ方を理解してもらうには

1 有害事象と副作用

　副作用とは，医薬品に対する有害で意図しない反応をいいます。副作用より広い概念に，"有害事象 (adverse event)"があります。有害事象とは，医薬品の使用，放射線治療，手術などを受けた患者に生じた，好ましくない医療上のあらゆる出来事であり，因果関係の有無は問いません。有害事象のうち，治療との因果関係を否定できないものは"有害反応"と定義されます。医薬品との因果関係が否定できないものは"薬物有害反応"と定義され(図)，薬物有害反応と副作用は同じ意味として扱われます[1]。

　副作用には，軽症のうちには患者さん自身は気がつかず，血液検査，画像検査などで調べることができる副作用と，患者さん自身が苦痛や不快感といった自覚症状で気づく副作用があります(表)。また，検査で調べる副作用も，患者さん自身が初期症状に気がついて医療者に伝えることで，重篤化を防ぐことができます。

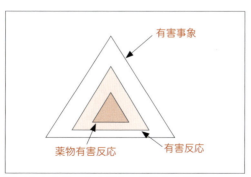

図　有害事象・有害反応・薬物有害反応

表　検査で調べる副作用と自分でわかる副作用

検査で調べる副作用	自分でわかる副作用
骨髄抑制（白血球減少，好中球減少，貧血，血小板減少），肝障害，腎障害，肺障害，心毒性，高血圧など	アレルギー反応，吐き気，嘔吐，血管痛，発熱，便秘，疲れやすさ，倦怠感，食欲不振，下痢，口内炎，胃もたれ，脱毛，皮膚の角化やしみ，手足のしびれ，むくみ，膀胱炎，味覚異常など

2　QOLを低下させる副作用

　抗がん薬による副作用には，好中球減少や臓器障害などの「生命に関わる副作用」と，味覚異常，皮膚障害，手足のしびれなど，「生命に関わることはほとんどないけれど，生活の質（Quality of Life；QOL）を低下させる副作用」があります。生命に関わる副作用については，以前から注目されて多くの研究が行われ，治療薬が開発されてきました。しかし最近では，抗がん薬でがん細胞を抑えても，副作用でQOLが低下してしまうと，患者さんの日常生活に影響を及ぼし，病気にも悪影響を与えることが明らかになっており，QOLが良い状態で治療を行うことが重要になっています。QOLとは，患者さんが不自由を感じている状態であり，患者さん一人ひとりの生活や社会的な役割により，不自由を感じる内容や日常生活で困ることが違います。普段と違う症状があれば，症状とその程度，いつ始まったか，どのくらい続いたか（今も続いているのか）とあわせて，日常生活への影響（困っていること），症状を軽減させる方法があるか（それは

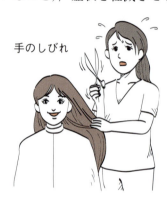
手のしびれ

Chapter 1　患者に正しく説明したい「これから」のこと

何か），などを記録して，医療者に伝えましょう（Chapter1-2「医療者とのコミュニケーションを改善するために」6ページ　参照）。

　また最近では，外来で通院しながら抗がん薬治療をすることも増えています。副作用に対処する方法や，すぐに病院を受診しなければならない症状を知っておくことが大切です。安全に治療を行うために，発熱性好中球減少症や，間質性肺炎などの，まれであっても命に関わる副作用の初期症状を知っておきましょう。

参考文献

1) Japanese Cancer Trial Network：有害事象報告に関する共通ガイドライン ver1.0（http://jctn.jp/doc/JCTN_AEreporting_guideline_ver1_0.pdf）

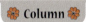

がん患者さんを支える医療者の方へ

　私のサロンにいらっしゃるお客様方が「治療中によく医療者の方から言われることがある」とおっしゃいます。

　「大丈夫ですよ，みんな一緒だから」という言葉。

　「一緒」というのは，がんになったことでの心のアンバランスや治療による体力の低下，また外見の変化についてです。

　私たちは，いまそのときに自身の生命と向き合っている，もしかしたら人生で一番真正面から考えなければならない初めてのときかもしれません。

　「がんになったら体調や見た目の変化はつきもので，治療が終われば回復するし，他の人も同じ経験をしている」。それはどこかでは理解できているのですが，「もしかしたら私は大変なことになるのではないか？」などといろいろなことが頭をよぎってしまうのです。そんなタイミングでのこの言葉は「安心」ではなく「ひとごと」にも感じてしまうときがあるのです。

　「みんな一緒」は「心配ない」の言葉かもしれませんが，私たちにとってはどこかで突き放された印象をもってしまう方も少なくないように思います。

　　　　　　　（美容ライフアドバイザー／エステティシャン・さとう 桜子）

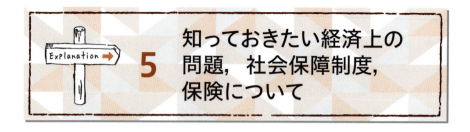

5 知っておきたい経済上の問題，社会保障制度，保険について

　病気やけがをした場合，当然ですが治療をしなければなりません。そのときに特に心配なのはお金の問題です。患者や家族が治療を受ける際，最初に治療費について医療者から聞くことはあまりなく，治療後の支払いの際，高額な費用に驚いたという話を耳にすることもあります。また，治療のため仕事を休まなければならないという事態にもなるので，患者や家族の生活費用のことも考えなければなりません。社員や従業員が病気やけがで長期の療養に入った場合，どのような社会保障制度が利用できるのか，中小規模の会社の経営者や個人事業主にはあまり知られていないのが現状です。患者や家族が安心して治療に専念できるよう高額療養費や傷病手当金などの社会保障制度を上手に活用することが必要です。

1 患者のための社会保障制度

①高額療養費

　月初から月末までに同一の医療機関でかかった自己負担額が高額になり，医療費を支払うことができないため，治療を中断したり，やめてしまったりすることがないようにする制度です。

　年齢や所得に応じて，支払う医療費の上限が定められています。自己負担額は，本人だけではなく世帯単位で合算することもできます。申請により自己負担限度額を超えた分について協会けんぽ，健康保険組合や市町村などの保険者から支給されます。ただし差額ベッド代，食事代，保険外の治療等は含まれません。また，高額療養費の支給を受ける権利は診療を受けた月の翌月1日から2年です。2年以内であればさかのぼって申請し，払い戻しが受けられます。

例：2015年10月3日から10月16日まで入院した場合
　　時効の起算日…2015年11月1日
　　時効…2017年10月31日→2017年10月31日までに申請をする
・70歳未満の方の区分
　高額療養費の自己負担限度額について，負担能力に応じた負担を求める観点から，2015年1月診療分より，70歳未満の所得区分が3区分から5区分に細分化されました(表1)。
・70歳以上75歳未満の方の区分
　①現役並み所得者，②一般所得者，③低所得者に区分されています(表2)。

　75歳以上の方については後期高齢者医療制度の適用となるため，詳細は各都道府県に確認されることをお勧めします。

表1　70歳未満の高額療養費の所得による区分（平成27年1月診療分から）

所得区分	自己負担限度額	多数該当*
①区分ア （標準報酬月額83万円以上の方）	25万2,600円＋ （総医療費－84万2,000円）×1%	14万100円
②区分イ （標準報酬月額53万～79万円の方）	16万7,400円＋ （総医療費－55万8,000円）×1%	9万3,000円
③区分ウ （標準報酬月額28万～50万円の方）	8万100円＋ （総医療費－26万7,000円）×1%	4万4,400円
④区分エ （標準報酬月額26万円以下の方）	5万7,600円	4万4,400円
⑤区分オ（低所得者） （被保険者が市区町村民税の非課税者等）	3万5,400円	2万4,600円

注）「区分ア」または「区分イ」に該当する場合，市区町村民税が非課税であっても，標準報酬月額での「区分ア」または「区分イ」の該当となる
＊多数該当：同一の保険者での療養であって高額療養費の支給回数が直近12カ月間に3月以上あったときは，4月目からの自己負担限度額
〔全国健康保険協会(https://www.kyoukaikenpo.or.jp/g3/cat310/sb3030)より引用〕

表2 70歳以上75歳未満の方の区分

被保険者の所得区分		自己負担限度額	
		外来 (個人ごと)	外来・入院 (世帯)
①現役並み所得者 (標準報酬月額28万 円以上で高齢受給者 証の負担割合が3割 の方)		4万4,400円	8万100円＋(医療費－26万7,000円)×1% [多数該当：4万4,400円]
②一般所得者 (①および③以外の 方)		1万2,000円	4万4,400円
③低所得者	Ⅱ※1	8,000円	2万4,600円
	Ⅰ※2		1万5,000円

※1 被保険者が市区町村民税の非課税者等である場合
※2 被保険者とその扶養家族すべての方の収入から必要経費・控除額を除いた後の所得がない場合
注）現役並み所得者に該当する場合は、市区町村民税が非課税等であっても現役並み所得者となる
〔全国健康保険協会(https://www.kyoukaikenpo.or.jp/g3/cat310/sb3030)より引用〕

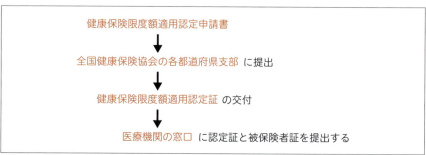

図 高額療養費の現物給付化を受けるまでの流れ

②高額療養費の現物給付化（健康保険限度額適用認定証）

　負担限度額を超過する分は保険者から医療機関に支払われるので患者さんが窓口で支払う負担を自己負担限度額にとどめることができます。事前に手続きをすることにより，窓口負担を軽減する制度です。図に制度の流れを示します。

③高額医療費貸付制度

　高額療養費は申請後，決定するまでに約3カ月かかることから，当面の医療費として，支給見込額の8割相当額の貸付を無利子で行う制度です。

④傷病手当金

　病気やけがの治療のために会社を休み，事業主から十分な報酬が受けられない場合に支給される所得補償を目的とする制度です。会社を休んだ日が連続して3日間（待期期間）あったうえで，4日目以降から，休んだ日（最長1年6カ月）に対して支給されます。

2 保険について

　通常，生命保険を契約する際は，健康状態に関する告知等が必要な場合が多くみられますが，保険の契約内容により告知や医師の診査なしで契約できる生命保険はあるようです。さまざまなケースが考えられますので保険会社に確認してみましょう。

　以上の内容はChapter2の「Ⅶ　仕事や経済的問題に関するギモン」も参考にしてください。

参考文献
1) 全国健康保険協会（https://www.kyoukaikenpo.or.jp/g3/cat310/sb3020/r151）
2) 生命保険文化センター（http://www.jili.or.jp/）

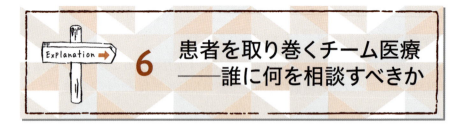

6 患者を取り巻くチーム医療
——誰に何を相談すべきか

1 はじめに

　従来の医療のあり方として，患者の治療やケアの方針を主治医が決定し，看護師，薬剤師，栄養士，理学療法士などさまざまな専門職に指示するシステムが一般的でした。しかし，医療の進歩・複雑化，医療システムの変化などにより，もはや，医師1人が患者のすべてを把握し他の医療従事者に指示をすることは困難になってきました。

　近年は，患者の状況に応じて，複数の科，複数の職種が関わり，それぞれの専門性を発揮する医療サービスのあり方が一般的になりつつあります。厚生労働省はチーム医療のあり方を検討するために2010年3月に「チーム医療の推進について」と題する報告書を取りまとめ，これに基づいてさまざまな職種の役割を見直す作業が開始されました。

　がん治療は，よりいっそう，さまざまな専門職の連携が重要と考えられ，"チーム医療"が広まっています。医師，看護師，薬剤師，臨床検査技師，管理栄養士，臨床心理士，ソーシャルワーカー，診療放射線技師，リハビリテーション専門職（理学療法士，作業療法士，言語聴覚士）などが専門職として関わります。また，最近では地域の在宅医療の医師や薬剤師，訪問看護師が加わることもあります。

2 チーム医療に関わる専門職

　チーム医療にはさまざまな職種が関わります。従来は医師，看護師，薬剤師などが主なチームメンバーでしたが，最近は社会的支援を行う社会保険労務士や，こころのサポートを行う臨床心理士など，さまざまな専門職がチームに加わります。これらの専門職は互いに情報を共有して患者さん・家族・友人を支援することになります（表1）。

3 海外のチーム医療（米国 MD アンダーソン病院）

　チーム医療の例として，米国 MD アンダーソン病院があります。MD アンダーソン病院は全米で最も信頼されているがん病院のひとつですが，チーム医療の確立でも知られています。チームは，チーム A，チーム B，チーム C と患者さん自身からなります。チーム A は Active Care を担い，医師，看護師，薬剤師などで，科学的根拠に基づいた直接的ケアを行います。チーム B は医療ソーシャルワーカーや臨床心理士，音楽療法士などからなり，Base Support を担い，コミュニケーションを基本にしたサポートを行います。チーム C は Community Resource を担い，家族，友人，患者会，企業，政府などからなり社会全体と考えます。

　がんのチーム医療は，患者自身，チーム A，チーム B，チーム C がそれぞれ連携して成立します（図，表2）。

　日本のがんのチーム医療も，それぞれのチームメンバーが協働する多職種連携チームになりつつあります。患者さん自身がチームメンバーの一員であることを自覚し，他のチームメンバーに自身を理解してもらうための

表1　専門職の例

専門職	役割例
看護師	患者やその家族に対して QOL（生活の質）の視点に立ったケア全般
薬剤師	薬物療法の安全性の確保と副作用対策
管理栄養士	栄養相談
リハビリテーション	低下した機能のリハビリテーション
診療放射線技師	放射線診断・治療に関する支援
細胞診断士	正確ながん診断のスペシャリスト
医療ソーシャルワーカー	社会資源の活用支援
臨床心理士	こころのサポート
社会保険労務士	就労相談，年金相談
遺伝カウンセラー	遺伝に関する相談

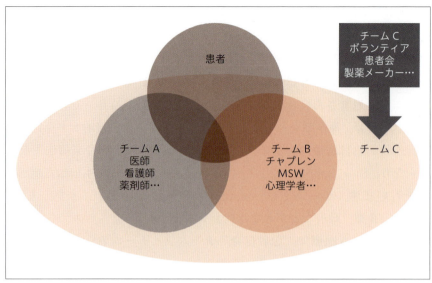

図　チーム医療の概念

(Ueno NT, et al：ABC conceptual model of effective multidisciplinary cancer care. Nature Reviews Clinical Oncology, 7（9）：545, 2010より引用)

表2　チームABC

チームA （Active Care）	チームB （Base Support）	チームC （Community Resource）
医師 看護師 薬剤師 放射線技師 栄養士 リハビリ療養士 病理技師 など	チャプレン 臨床心理士 MSW 音楽療養士 絵画療法 アロマセラピー 図書館 倫理 など	家族・友人 基礎研究者 疫学研究者 製薬メーカー 診断薬メーカー 医療機器メーカー NPO／NGO 財界・政府 など

(Ueno NT, et al：ABC conceptual model of effective multidisciplinary cancer care. Nature Reviews Clinical Oncology, 7（9）：545, 2010より引用)

情報を的確に伝え，またチームメンバーをよく知り，コミュニケーションを密にとることが重要です。

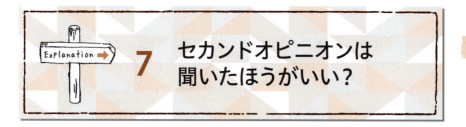

7 セカンドオピニオンは聞いたほうがいい？

1 セカンドオピニオンとは何でしょう？

「セカンドオピニオン」を直訳すると，「第2の意見」です。診断，治療，検査などに対する主治医の意見（第1の意見）に対して，他の医師の意見をセカンドオピニオンと呼びます。決して「医師や病院を変える」，「主治医の意見を信じない」ということではなく，主治医との良い関係を保ちながら，最善と考えられる治療を主治医とともに決定するため，他の医師の意見を聞くことがセカンドオピニオンです。

医師専用コミュニティサイト「メドピア」が，2015年に約2,400人の医師に行ったインターネット調査では，セカンドオピニオンの申し出を受けて，「不快に感じない」医師は87.4％でした[1]。医師によって病気に対する考え方が違う場合や，病院によって医療技術や診療の質に違いがある場合もあります。また，病状や進行度により，なるべく早期に治療を始める必要がある場合では，セカンドオピニオンを聞くための時間が，治療を遅らせることもあります。すべての患者さんがセカンドオピニオンを聞く必要はなく，主治医の説明を聞いて納得できれば，それで十分な場合も多くあります。

なぜセカンドオピニオンを聞きたいのかを整理し，セカンドオピニオンを聞きに行くこと自体が目的にならないようにすべきです。

2 セカンドオピニオンの聞き方

①まず主治医の説明を聞いて，疑問点を尋ねる

まず，主治医の説明を聞いて，疑問点を尋ねて，セカンドオピニオンで何を聞きたいのかを整理しましょう。自分の病気の状況，なぜその治療を進めるのか——などがわからないまま他の医師の意見を聞くと，かえって混乱することがあります。

②セカンドオピニオンを提供してくれる医療機関を探す

　最近では，がん専門病院や大学病院など，セカンドオピニオン外来を行っている施設が増えています。放射線治療について知りたいなど，何が聞きたいかが明確になれば，どの病院に行けばよいか決まることもあります。医療機関によって，必要な資料が異なる場合があります。

③主治医に紹介状や医療情報を依頼する

　主治医に，セカンドオピニオンを求めたいと申し入れて，紹介状（診療情報提供書）の作成と検査データや画像などの医療情報の提供を依頼します。

④セカンドオピニオンを聞く

　セカンドオピニオンの申し込み先に予約を入れて，必要書類を持参します。聞き漏らしを少なくするため，あらかじめ聞きたいことをまとめておく，信頼できる人と一緒に聞く——なども良い方法です。セカンドオピニオンを提供してくれる医師に，主治医へ情報提供書を書いてもらいます。

⑤主治医に伝える

　セカンドオピニオンを聞いた後に，主治医に内容を伝え，今後のことを相談します。セカンドオピニオンを聞くことで，病気に対する理解が深まり，治療の選択肢が広がって，主治医のもとで安心・納得して治療を受ける場合も多くあります。転院を希望する場合は，主治医に伝えます。

3　セカンドオピニオンの注意点

　医師は病状をみて，その時点での最善の医療を提案します。情報が足りず第3の意見を求めることもありますが，「手術が必要と言われたが絶対にしたくない場合に，自分の気に入った意見をいってくれる医師に出会うまで，何度もセカンドオピニオンを求める」といったことは避けるべきです。治療の効果と副作用について正しい情報を得て，主治医と相談してどんな治療をするか決めることが大切です。

参考文献
1) メドピア株式会社：NEWS RELEASE，2015年7月16日（https://medpeer.co.jp/press/_cms_dir/wp-content/uploads/2015/07/Posting_20150716.pdf）
2) 日本臨床外科学会：セカンドオピニオンを聞く（http://www.ringe.jp/civic/igan/igan_05.html）

Chapter 2

患者の知りたい生活上のあれこれ

- **I　治療に関するギモン**
  - ①がんの治療について
  - ②抗がん薬の副作用について
  - ③緩和ケアについて

- **II　日常生活のギモン**
  - ①食事や嗜好品について
  - ②入浴や排泄について
  - ③美容やおしゃれについて
  - ④その他

- **III　妊孕性・性的なことに関するギモン**

- **IV　外出や旅行に関するギモン**

- **V　家族との関わりに関するギモン**
  - ①患者の思い
  - ②家族の思い

- **VI　心に関するギモン～心と向き合う～**

- **VII　仕事や経済的問題に関するギモン**

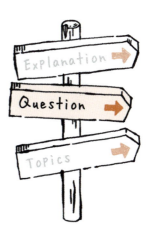

I 治療に関するギモン

がんの治療について（Q1～12）

　がんの標準的な治療法は，局所療法と全身療法の2つに大きく区分されます。局所療法には「外科療法（手術）」と「放射線療法」があります。全身療法は「薬物療法（抗がん薬）」があります。がん治療は，この3つを単独または組み合わせて行われます。

　近年，がん治療においては，診断，手術，放射線療法，薬物療法など，どの領域も急速に進歩しています。特に抗がん薬については，分子標的薬などの新しい薬剤の開発や，より効果的なレジメンの開発が続々と行われ，その効果も副作用対策も著しく進歩しています。

　抗がん薬は最適な投与量（optimal dose）を計画通りに投与することで，最大限の効果が期待できます。抗がん薬治療は，最適な投与量を100としたとき，その85％以上を使用した場合，65～84％を使用した場合，65％未満を投与した場合を比較すると，最適な投与量の85％以上の量を使用した場合に最も無病生存率や全生存率が高いことがわかっています[1]。

　患者が，抗がん薬の最適な投与量を完遂するためには，さまざまな"つらいこと"を乗り越えなければなりません。近年，抗がん薬の副作用対策の進歩から，"患者のつらいこと"が大きく変化しています。1990年代より前の患者にとって最もつらいことの1つは「悪心・嘔吐」でしたが，この問題はほぼ解決しつつあります。2000年代には，患者にとって最もつらいことは，「より自分らしく日常生活を送るにあたって障害となるさまざまな問題」に変化しました（表1）[2-4]。こうした流れは現在においても，いまだ解消されていません。このようながん患者のニーズに対応するた

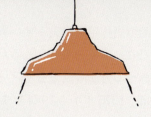

め，社会全体でサポートするという考え方が重要になってきています。

表1　がん患者さんが最もつらいと感じること

Rank	1983年 Coates, et al	1995年 de Bper-Dennert, et al	2002年 Carelle N, et al
1	嘔吐	嘔気	家族やパートナーへの影響
2	嘔気	脱毛	脱毛
3	脱毛	嘔吐	継続する疲労感
4	治療に対する不安	全身倦怠感	仕事や家庭への影響
5	治療時間の長さ	注射よる不快感	社会的な活動への影響
6	注射よる不快感	便秘	性的な感覚の減少
7	呼吸促迫	治療に対する不安	起立時のめまい
8	全身倦怠感	家族やパートナーへの影響	下痢
9	睡眠障害	抑うつ	体重減少
10	家族やパートナーへの影響	緊張・不安感	息切れ

抗がん薬の副作用について（Q13〜16）

　薬（抗がん薬）を使ってがん細胞の増殖を抑える治療が，抗がん薬治療です。最近では，効果が高い新しい抗がん薬が次々と開発され，より効果

的で副作用を抑える使い方が考案されています。また，がんの再発を抑えたり，治療効果を高めるために手術や放射線治療と抗がん薬治療を組み合わせる方法も成果をあげています。米国のMDアンダーソンがんセンターは，1975年から1984年までと，1995年から2004年までのそれぞれ10年間に治療を受けた転移性乳がん患者さんを比べると，後者では10年後の生存率が3倍に増加したと報告しています[5]。

　静岡がんセンターが2003年と2013年に行った，がん体験者のアンケート調査の「症状・副作用・後遺症」に関する悩みを表2に示します[6]。薬物療法に関する悩みとして，2013年には，吐き気，更年期症状が上位10位からなくなり，新たに副作用の持続，末梢神経障害，食欲不振や味覚変化，外見変化が挙げられています。副作用を抑える新薬や，副作用症状マ

表2　がん体験者の「症状・副作用・後遺症」に関する悩みや負担の上位10位まで

	2003年	2013年
1	薬物療法による脱毛	薬物療法による脱毛
2	その他薬物療法による副作用の症状	その他薬物療法による副作用の持続
3	持続する傷痕とその周辺の痛み，しびれ，つっぱり感など	薬物療法による末梢神経障害（しびれ，違和感等）
4	リンパ浮腫によるむくみ	その他薬物療法による副作用の症状
5	その他持続する術後後遺症	その他リンパ浮腫による症状
6	薬物療法による吐き気	その他持続する術後後遺症
7	治療後の体力低下・体力回復	治療後の体力低下・体力回復
8	ホルモン剤治療による更年期症状	持続する傷痕とその周辺の痛み，しびれ，つっぱり感など
9	（持続する症状）痛み	薬物療法による食欲不振や味覚変化
10	罹患前の状態に戻れるか	薬物療法による外見の変化（爪が黒くなる，皮膚症状）

※本表は調査の中間報告資料からの転載であり，最終報告ではありません。
（「がんの社会学」に関する研究グループ：がんと向き合った4,054名の声（中間報告書），p14，2015より）

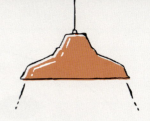

ネジメントの方法の進歩により，吐き気などの副作用症状が軽減され，QOLを低下させる副作用が患者さんの悩みになっていることが示されています。抗がん薬治療の副作用を知り，医療者と相談しながら，自分に合った対処法を見つけることが大切です。

緩和ケアにできること（Q17，18）

　がんは，日本人の2人に1人が経験する疾患です。がんは非常に身近な病気になりつつありますが，この病気が患者にもたらす苦痛は非常に多様です。多くの患者は，がんと診断されたときから何らかの痛み・苦痛をもっていると考えられています（図）。患者のもつ痛みや苦痛は，がん自体の痛みだけではなく，疲労・倦怠感，ストレス，抑うつ，不安，悲嘆，など多岐にわたります。以前は，緩和ケアというと「痛みのコントロール」が中心でしたが，近年，考え方が大きく変化しています。

　「緩和ケア」は，患者ががんと診断されたときから，患者や家族に対して行う，身体的・精神的痛みや苦痛を和らげるケアです。がんになっても，その人らしく生活することを支援するケアとも考えられます。

　緩和ケアを始める時期など詳細についてはQ17（24ページ）も参照してください。

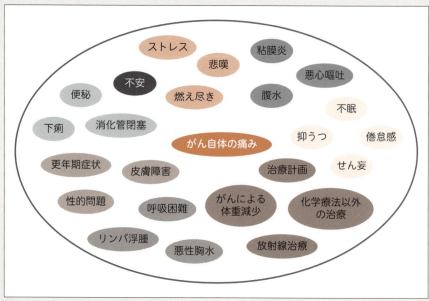

図　がん患者の痛み，苦痛

参考文献

1) Bonadonna G, et al : Adjuvant cyclophosphamide, methotrexate, and fluorouracil in node-positive breast cancer: the results of 20 years of follow-up. N Engl J Med, 332 (14) : 901-906, 1995
2) Coates A, et al : On the receiving end--patient perception of the side-effects of cancer chemotherapy. Eur J Cancer Clin Oncol, 19 (2) : 203-208, 1983
3) de Boer-Dennert M, et al : Patient perceptions of the side-effects of chemotherapy: the influence of 5HT3 antagonists. Br J Cancer, 76 (8) : 1055-1061, 1997
4) Carelle N, et al : Changing patient perceptions of the side effects of cancer chemotherapy. Cancer, 95 (1) : 155-163, 2002
5) MD Anderson Cancer Center (http://www.mdanderson.org)
6) 「がんの社会学」に関する研究グループ：2013 がん体験者の悩みや負担等に関する実態調査概要報告 第3版，静岡県立静岡がんセンター，p14, 2015

Q01　　　Ⅰ 治療に関するギモン　①がんの治療について

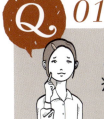

より良い治療を受けるには，どのように病院を選べばよいでしょうか？

A　病院の選び方は，①かかりつけ医に相談する，②病院ランキングを参考にする，③友人・知人に聞く，④インターネットで検索する——など，さまざまな方法があります。自分に合った病院を探すには，1つの方法だけでなく，いくつかの情報を総合的に判断して選ぶのがよいと考えられます。

 かかりつけ医に相談

　自分に合う病院にたどりつく方法として，まず，普段からかかっている「かかりつけ医」に相談する方法があります。かかりつけ医は，患者さんの病歴（いままでの病気や副作用）だけでなく，患者さんの性格や家族背景を理解していることもあり，それらの情報をベースに病院を紹介してもらえることもあります（表）。

　いわゆる団塊の世代といわれる方々が75歳以上となる2025年に向け，

表　かかりつけ医の役割

- かかりつけ医について，国民が身近な地域で日常的な医療を受けたり，あるいは健康の相談等ができる医師として，国民にわかりやすくその普及・定着を図る必要がある。かかりつけ歯科医，かかりつけ薬剤師についても，それぞれの役割が果たせるように，その普及・定着を図る必要がある。
- 主要な事業ごとの医療連携体制を構築し，地域において実際に連携がなされるためには，かかりつけ医が，患者の病状に応じて適切な医療機関を紹介することをはじめ，常に患者を支える立場に立って重要な役割を担うこと，また，診療時間外においても患者の病態に応じて患者又はその家族と連絡がとれるようにするなど適切に対応すること，が求められる。
- 患者の視点に立って，どのようなかかりつけ医の役割が期待されるか，また，その機能を発揮するために，サポート体制を含め何が必要か等，各地域での医療連携が適切に行われるよう，かかりつけ医のあり方について，引き続き検討していく必要がある。

〔医療提供体制に関する意見（抄）：平成17年12月8日社会保障審議会医療部会より〕

国は地域包括ケアシステムの構築を推進しています。「かかりつけ医による医療提供体制」はそのなかの重要施策の1つでもあり，かかりつけ医を「国民が身近な地域で日常的な医療を受ける，あるいは健康の相談等ができる医師」とし，国民にわかりやすくその普及・定着を図るとしています[1]。また，2007年に日本医師会は「かかりつけ医」を「最新の医療情報を熟知して，必要なときには専門医を紹介できる，『地域医療，保健，福祉を担う総合的な能力を有する医師』」と定義しているように，普段から相談できるかかりつけ医をもっておくことが大切となります。

　がんなどの重要な疾患が判明したとき，かかりつけ医をもっていない場合は，近所のクリニックや診療所を受診し，自分の症状を説明して，医師の客観的意見を求めることも1つの方法です。

 ### テレビ，雑誌で取り上げられた名医がいる病院

　テレビや雑誌などのマスメディアでとりあげられるような病院は，確かに信頼できそうな気がします。しかし，とりあげられた病院が何を基準に評価されているか不明な場合があります。雑誌のランキング例では，医師数，診療科数，照会率などを評価指数とし，ランキングを作成する場合があり，必ずしも患者の満足度とは一致しないこともあります。こうした事情も考慮しながら，情報を得るとよいでしょう。

 ### 知人，友人に相談

　親しい友人や知人の情報は，具体的な情報が得やすいという利点はありますが，全く同じ状況とは言い難い場合もあり，口コミの情報が完全に自身に適応するかは，注意が必要です。

 ### インターネット検索

　インターネットの情報は非常に多く，信頼できるサイトをいくつか知っておくと便利です。特に，学会や公的機関のサイトの信頼性は高いと考えられます。いくつかの視点から総合的に病院を選択することができます。

◆日本癌治療学会,日本臨床腫瘍学会など
- 日本癌治療学会(http://www.jsco.or.jp/jpn/)
- 日本臨床腫瘍学会(http://www.jsmo.or.jp/)

　　専門医のリストが公表されており,専門医のいる病院ではその分野の疾患を多く取り扱っている可能性が高いでしょう。

◆日本がん治療認定医機構
- 日本がん治療認定医機構(http://www.jbct.jp/)

　　がん治療を実践する優れた医師(がん治療認定医)および歯科医師(がん治療認定医[歯科口腔外科])の養成と認定を行う組織です。

◆病院情報局
- 病院情報局(http://hospia.jp/)

　　2013年に開設された,疾患別の「退院患者数」と「平均在院日数」を中心に,全国の急性期病院の診療実績を比較できる機能を備えた日本初の専門情報サイト。厚生労働省や都道府県が公開する情報を収集してデータベースを構築し,グラフを用いて「見える化」しています。

◆職能団体・学会(日本看護協会,日本医療薬学会,日本放射線治療専門放射線技師認定制度など)
- 日本看護協会(http://www.nurse.or.jp/)
- 日本医療薬学会(http://www.jsphcs.jp/)
- 日本放射線治療専門放射線技師認定制度(http://www.radiation-therapy.jp/index.shtml)

　　それぞれの団体が認定するがんに関連する専門職を公表しています。

◆病院のホームページ
　　病院のホームページには,病院の理念や方針が明記されており,施設の

医療の考え方がわかります。また、それぞれの疾患の手術件数を公表し、どのような医療専門スタッフが、どのような役割を担うかも記されていることが多いです。また、がん患者さんのさまざまな問題を支援する「がん相談支援センター」が設置され、どのようなスタッフが患者さんのサポートを行っているかも明記されることがあります。

　いくつかのwebサイトを例にあげましたが、1つのサイトだけでなく複数のサイトを調べ、総合的に判断することが大切です。本書の付録「役立つWebサイト集」も参考にしてください。

 自分に合った病院を見つけるために
　より良い病院を見つけるために、以下の点に着目することが大切です。
・何でも相談できる、かかりつけ医を持っておく
・治療を受ける病院のアクセスを確認する
・専門医がいるか確認する
・症例数を確認する
・さまざまな専門スタッフがいるか確認する
・がん保険に入る場合は「相談特約」があるものを選択する（近年、がん保険にはさまざまな特約があり、病院や医師を紹介するなどの特約を付帯するものも増えています）

参考文献
1) 厚生労働省：医療連携体制・かかりつけ医，医師確保との関係について：社会保障審議会医療部会（平成17年12月8日）(http://www.mhlw.go.jp/shingi/2007/03/dl/s0323-9a.pdf)

I 治療に関するギモン ①がんの治療について

Q02

治療方法は，私が決めるのでしょうか？

A　がんと診断されて治療が始まる前に，医師から治療方法について説明を受けます。がんの治療には，手術療法，放射線療法，薬物療法があり，がんの種類や病期により，それらを単独または組み合わせて治療を行います。医師は，そのときの医療水準で，最も有効と思われる治療方法を説明しますが，それぞれの治療方法により，治療効果，治療期間，合併症，副作用などに違いがあります。患者さん一人ひとりの，仕事や生活に，最も合った治療を行うために，患者さんご自身で治療方法を選びます。

 なぜ私が決めるのでしょう

　日本人の2人に1人ががんにかかる時代になり，治療方法も進歩し生存率も改善されてきました。しかし，がんという診断を伝えられたとき，頭がいっぱいになり，その後の医師の説明が全く耳に入らなかった，というのは多くの患者さんが経験することです。医師から説明を受けて，どの治療を選びますかと言われたけれど，専門家ではないのにどうしてよいかわからない，なぜ自分が決めるのか医師は決めてくれないのか，と思うかもしれません。

 インフォームド・コンセントとは

　医師は治療をするにあたり，患者さんに病名や治療の方針など必要な医療情報を提供し説明する義務を負っています。インフォームド・コンセント（informed consent）とは，患者さんが治療の内容についてよく説明を受け十分理解したうえで（informed），自由意思に基づいて同意（consent）して自分の治療法を決めることです。インフォームド・コンセントには，説

明を受けたうえで治療を拒否することも含まれます。自分の健康や生き方は自分で決めるという自己決定権を担保するものです。

一人ひとりが違います

　がんの特徴の1つに，個別性があります。同じ病名でも，早期がんなのか進行がんなのか，浸潤や転移はあるのか，などにより治療方法が違います。また，患者さんにもそれぞれの背景があり，若い人，高齢の人，これから結婚・出産をする人，小さい子どもを育てている人，介護をしている人，仕事をもつ人など，さまざまな人がいます。一人ひとりの患者さんにそれぞれの生活があり，大切にしたいこともそれぞれ違い，希望する治療方法も，再発リスクがあっても機能の温存を望む方，可能な限りリスクを下げる治療を望む方，開腹手術を望まない方など，それぞれで異なります。

　こんな例もあります。大腸がんで手術をした美容師のAさんは，再発を抑えるための抗がん薬治療（補助化学療法）を行うことになりました。Aさんは，病気の状態，治療の選択肢とそれぞれの期待される効果と副作用について医師の説明を聞きました。点滴治療は，飲み薬の治療と比べて再発の可能性は下がるけれど手足のしびれの副作用があると聞き，美容師の仕事を続けなければいけないAさんは，医師と相談して飲み薬の治療を選びました。

　医師と話すときは，説明を一方的に聞くだけではなく，わからないことや疑問があれば質問し，自分が大切にしたいことを伝えましょう。具体的な治療方法が提示されたら，治療方法の他の選択肢があるのか，なぜ主治医はその治療方法を選んだのか，効果，副作用についても聞きましょう。自分に一番合った治療方法は，患者さん本人と医師が話し合って，患者さんが納得して決めていくものです。治療方法を決めるのは，患者さん自身です。

自分の病気を知る

　患者さんが自分の病気について知ることが大切です。情報を得ること

は，ときには厳しい現実と直面したという思いになることもあります。しかし，情報を得ることで，医療者の説明もよくわかり，納得して治療に取り組むこともできるようになります。

迷ったときに

　患者さんはがんと伝えられたショックから立ち直ることができないうちに，治療方法を選ぶように言われ混乱してしまい，どの治療方法を選べばよいのか，どれを選ぶのも怖いと思うこともあります。また，治療を行い病気とつきあっていくうちに，迷うこともあります。家族や主治医，看護師，がん相談支援センターなどに相談したり，セカンドオピニオンで主治医以外の医師の意見を聞いたりすることで，より納得して治療を受けられることもあります。

患者サポートの道しるべ

- がん情報を探すポイント
 ・今必要な情報は何か，を意識する。
 ・がん支援センターを利用する
 ・インターネットを活用する
 ・信頼できる情報かどうかを考える
 ・行動する前に，信頼できる人やピア・サポート（250ページ参照）の意見を聞く

Q03 なぜ私ががんになってしまったのでしょう？ いままでの生活がいけなかったのでしょうか？

I 治療に関するギモン ①がんの治療について

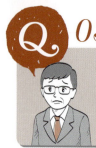

 がんと診断されたとき，多くの人は「なぜ私が」，「何がいけなかったのだろう」，「今後どうなるのだろう」，などと，頭の中が真っ白になるのを経験します。

人の体は，約60兆個の細胞からなっています。毎日，多くの細胞が壊れ，多くの細胞が新たに生まれ変わります。このときに，細胞の遺伝子に傷ができ，これが増殖することによって，がんができることがわかっています。がんの成因は，さまざまな要因が関与していると考えられており，いくつかの偶然が重なって発生するともいえます。生活がいけなかったとは一概にはいえません。

1個の細胞から60兆個の細胞へ

私たちの体は1個の受精卵から始まり，やがて細胞分裂によって60兆個の細胞に増えた細胞からできています。それぞれの細胞には寿命があり，絶えず新しい細胞と入れ替わります。細胞増殖時には核の分裂が必要で，細胞分裂の際は核の中のDNAも2分割されますが，そのときに，DNAに傷がつく場合があります。DNAの傷は修復酵素によって，多くは修復されますが，なかには傷がついたまま分裂してしまう細胞もあります。DNAに傷がついた「異常な細胞」は通常はアポトーシス（細胞があらかじめ遺伝子で決められたプログラムによって能動死する現象）で自然死に至りますが，まれに「異常な細胞」のまま生き残って増え続ける細胞があります。通常はがん抑制遺伝子がブレーキ，がん原遺伝子（傷つくとがん遺伝子となる）がアクセルとして細胞をコントロールしていますが，ブレーキを踏んでも効かなかったり，必要以上にアクセルを踏んだりすると，がん遺伝子の細胞増殖が暴走してしまうのです。

がんの原因

　がんは細胞増殖時に核のDNAに傷がつき，その傷ついた細胞が無秩序に増殖した状態です．下記の①〜⑤のように，傷がつく原因（発がんの原因）はさまざまな要因が複雑に絡み合っていると考えられています．こうして，がんの発生はいろいろな要因が関係しますが，多くの場合はいくつかの偶然が重なることによって発生すると考えられます．

①**化学的因子**：タール，アゾ色素（職業性膀胱がん），アスベスト，ホルモン（エストロゲン→乳がん，男性ホルモン→前立腺がん），免疫抑制薬

②**物理的因子**：機械的刺激，放射線（白血病，甲状腺がん），紫外線など

③**生物的因子**：ウイルス（DNAウイルス，RNAウイルス）

④**がん遺伝子，がん抑制遺伝子**

　がん遺伝子の活性化機序は，以下の3種類があります．

- 点突然変異：遺伝子の1カ所以上が異常を生じ，それが誤った蛋白として読まれ，その蛋白が異常な細胞の増殖を引き起こす．
- 染色体転座：細胞が分裂する際に染色体の一部がちぎれて他の染色体に飛び，そこで新たな遺伝子をつくり，それがもとになりがんが発生．
- 遺伝子増幅：活性化していない遺伝子でも，何らかの原因でたくさんの量ができるとそれだけでがんの原因になったり，悪性度が増加する．

⑤**その他**：食物（食習慣）

　食生活や肥満の改善により，がん死亡の30％が予防可能であるといわれます．がんと食事の関係は，多くの調査・研究が行われており，特に胃がん，食道がん，大腸がんについては食事の関連が強いと考えられています．

　例えば，胃がんは塩分の多い食品の過剰摂取や，野菜，果物の摂取不足が関連する可能性，食道がんはアルコールや熱い飲食物の摂取と関連する可能性，大腸がんは赤肉（牛・豚・羊などの肉），加工肉の摂取と関連する可能性が指摘されています[1]．

参考文献
1) がん情報サービス：食生活とがん（http://ganjoho.jp/public/pre_scr/cause/dietarylife.html）

Q 04 抗がん薬治療は何のために行うのでしょう？ 入院が必要ですか？

I 治療に関するギモン ①がんの治療について

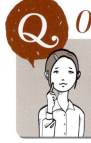

A　薬（抗がん薬）を使ってがん細胞の増殖を抑える治療法が，抗がん薬治療です。抗がん薬単独で治療を行う場合や，手術や放射線治療など他の治療法を組み合わせて使う場合があります。手術や放射線治療は局所的な治療ですが，抗がん薬治療は全身療法であり，広い範囲に効果が期待できます。抗がん薬には飲み薬と注射薬があり，ひとつの薬で治療する場合や，数種類を組み合わせて使う場合があります。最近では外来でも，注射の抗がん薬を治療に用いることが増えています。

 抗がん薬治療の目的

　手術や放射線治療は局所療法ですが，飲み薬や点滴で体の中に入った抗がん薬は，全身に拡がります。手術でがん細胞がきれいに取り切れた場合でも，全身に散らばった可能性のある微少ながん細胞を攻撃して再発を防止し，がんを治癒することを目的として，抗がん薬治療を行うことがあります。また，再発した場合や転移がある場合には，進行を抑えたり，症状を和らげたりする目的で，抗がん薬治療を行います。血液の細胞は体全体に拡がっているため，血液のがんは抗がん薬治療が中心となります。

抗がん薬の種類

　抗がん薬には，化学療法薬，分子標的薬，ホルモン療法薬があり，それぞれ飲み薬と注射薬があります。

①化学療法薬

　化学療法薬は，活発に増殖するがん細胞を攻撃して治療効果を表しますが，毛根や骨髄，腸管，口腔内など，増殖が盛んな正常細胞にも影響が起

こります。化学療法薬の影響で，吐き気，脱毛，白血球減少などの「副作用」が起こりますが，それらの症状は，薬で抑えたり，生活上の工夫で軽くすることができます。予想される副作用，起きる時期，対処法について知り，医師，看護師，薬剤師などの医療者と相談しながら自分に合った方法で対処することで症状を軽くすることができます。

②分子標的薬

分子標的薬は，がん細胞の増殖に関わる特定の分子をねらい撃ちする抗がん薬です。化学療法薬のような副作用は少ないですが，皮膚障害，下痢，高血圧，薬剤性肺炎など，さまざまな副作用が出現します。出現しやすい副作用や症状の強さ，出現時期は薬によって異なり，また個人差がありますので，事前に医療者の説明をよく聞いて対処することが大切です。

③ホルモン療法薬

乳がん，子宮体がん，前立腺がんの多くは，特定のホルモンの作用により増殖します。そのホルモンの作用を抑えることで，がん細胞の増殖を抑える薬がホルモン療法薬です。がんの増殖を抑えて効果をあらわす薬であり，他の抗がん薬に比べて治療期間は長くなります。副作用は，ほてり，むくみ，体重増加，骨粗鬆症，肝機能障害，気分の変化など，化学療法薬に比べて穏やかな症状が多く，一過性のこともあります。治療期間が長いため，副作用の症状は軽めでもQOLに影響することもありますが，対処法を知り，副作用と上手くつきあっていくとともに，我慢せずに医療者に相談しましょう。

治療の場所

過去には，注射の抗がん薬治療は入院して行われました。しかし最近では，吐き気などの副作用の対策が進んだこと，入院すると，職場や学校，家庭などと切り離されて社会的な生活が妨げられることなどにより，入院して長期間にわたって抗がん薬治療を行うことは少なくなっています。多くの病院では，外来化学療法センターが整備されており，社会生活を送りながら外来に通院して，抗がん薬治療を行う場合が多くなっています。ま

た，飲み薬の抗がん薬も，効果が高い多くの新薬や，より有効な使い方が開発されています。そのため，飲み薬の抗がん薬で治療を行うことも増えていますが，その場合には通院しながら自宅で薬を飲むことになります。

　通院治療では，治療が終わって病院を出ると医療者がそばにいないため，不安な場合もあります。しかし，入院治療に比べて，自宅で自分の生活リズムで過ごせる，自分が望むときに欲しいものが食べられる，リラックスや気分転換ができるなどの利点があります。通院治療では，社会生活を送りながら治療を行います。病院に行くときは患者ですが，職場，学校，家庭など，社会人としての生活もあります。通院治療をするときは，患者と社会人の2つの生活に頑張りすぎて疲れてしまうことがないようにペース配分すること，副作用の現れる時期や症状を理解して対処を行うこと，病院に連絡しなければならない副作用症状を理解しておくこと，通院時には気になることについて医療者に相談することが大切です。

患者サポートの道しるべ

- 抗がん薬治療中は，一時的に免疫力が抑えられ，インフルエンザにかかると重症化するおそれがあります。インフルエンザワクチンは，ウイルスを処理して不活化した製剤であり，予防接種で感染することはありません。治療中の患者さんは免疫力が下がっているため，予防接種の効果が弱い可能性があります。免疫力が下がった患者さんはインフルエンザが重症化しやすく，ワクチンによる予防の意義があることが調査により示されています[1]。抗がん薬治療中の患者さんや家族は，インフルエンザの予防接種を行うことが推奨されます。

参考文献
1) 日本乳癌学会・編：患者さんのための乳がん診療ガイドライン2014年版，金原出版，p162，2014

I 治療に関するギモン ①がんの治療について

Q05 飲み薬の抗がん薬で治療しています。飲み忘れないようにするにはどうすればよいでしょうか？

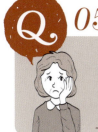

A　抗がん薬は注射薬だけでなく，内服薬（飲み薬）もあります。いままでは抗がん薬の治療は注射抗がん薬が多くを占めていましたが，近年，飲み薬の抗がん薬が増加しています。内服の抗がん薬も，注射抗がん薬と同様，最小副作用で最大効果を得るためには服薬量とスケジュールをきちんと守ることが大切です。飲み忘れがある場合は，服薬カレンダーの作成など工夫をしましょう。どうしても服薬コントロールが難しい場合は医師・薬剤師に相談しましょう。

がん治療の種類

　がん治療は，大きく「局所療法」と「全身療法」に分かれます。
　局所療法には「手術療法」と「放射線療法」があります。「薬物療法」は全身治療と位置づけられます。薬物療法には，注射（主に点滴）と経口があります(図)。

がんの薬物療法

　がんの薬物療法は，細胞の増殖を防ぐ抗がん薬を用いた治療法で，がんの増殖や成長を抑えたり，転移や再発を防いだり，転移するかもしれない小さながんを治療するなどの目的で使用します。手術療法や放射線療法はがんに直接働きかける局所的な治療ですが，抗がん薬を用いる薬物療法は，全身療法として広い範囲に治療効果が及ぶことが期待できます。したがって，微小転移を含め，転移の可能性がある場合は薬物療法が選択されます。
　薬物療法には主に，点滴や注射などで血管（静脈）に直接抗がん薬を注入する方法と，錠剤やカプセルなどの経口薬を用いる方法があります。

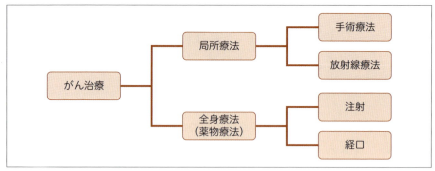

図 がん治療の種類

経口抗がん薬の特徴

2000年までに作られた抗がん薬のほとんどは化学療法薬（多くは点滴で用います）でしたが，2000年以降では分子標的薬が大半を占め，抗がん薬治療が多様になりつつあります。また患者さんの状況に応じた選択肢も増加しています。以前は注射用抗がん薬が中心でしたが，最近は経口抗がん薬が増加してきています。すべての注射用抗がん薬の代替として，経口抗がん薬を選択できるわけではありませんが，経口治療を希望する場合は医師に相談するよう勧めましょう。

経口抗がん薬は大きく，①殺細胞性，②分子標的，③ホルモンの3つに分類されます。経口抗がん薬を安全に使用するためには，患者さん自身がきちんと管理する必要があります(表)。飲み忘れたときや，飲んだ後に嘔吐してしまった場合は，医師，看護師，薬剤師に相談するよう伝えます。

薬の飲み忘れを防ぐヒント

抗がん薬は，予定された用量の85％以上使用できないと生命予後に影響があるという報告があります（乳がん患者における術後補助療法）[1]。抗がん薬の飲み忘れは，効果減少につながる可能性があり，何としても避けなければいけないことです。

まず，薬がきちんと飲めない場合は，"なぜ服用できないのか"を医師や薬剤師に知らせるよう患者さんに伝えることが大切です。もし，薬がきちんと飲

表 経口抗がん薬を服用する際の注意ポイント

1) 医師,歯科医師,医療者に抗がん薬を服用していることを伝えておく
2) 抗がん薬は,子どもやペットが開けられないように保管する
3) 他の薬と一緒にするのは危険なので,別に保管する
4) 抗がん薬を取り扱う前後に手を洗う
5) 抗がん薬を潰す,噛みくだく,切る,粉砕をしてはいけない(指示がないかぎり)
6) 薬の効果が落ちないように,高温・日光・多湿な場所は避けて保存する
7) 薬を正確に服用するための工夫を考える(タイマー,時計,カレンダーなどを用いて工夫する)
8) 飲み間違えたときの対応を確認しておく
9) 誤って多量に服用したり,他の人が薬を服用してしまったりした場合,すぐに医師や看護師に連絡する
10) 服用しなかった薬や期限切れの薬が残っている場合は,看護師または薬剤師に相談する(次回診療訪問時,未使用の薬を持参するよう求められるかもしれない)
11) 抗がん薬を含め,服用している薬のリストを携帯する
12) 薬の支払いや入手について問題がある場合は,医療者に伝える
13) 旅行,薬の補充,週末などに備えて早めに服薬計画を立てる

〔MASCC TEACHING TOOL FOR PATIENTS RECEIVING ORAL AGENTS FOR CANCER (http://www.mascc.org/assets/documents/MOATT_English_2010.pdf) より著者翻訳〕

めていないことを医療者がわからずに治療を継続した場合,医療者は患者さんが服用できていると考えているため,治療方針に影響する可能性があります。

単に,飲み忘れる場合は,以下のように飲み忘れを防ぐ工夫をしましょう。

・メモやポストイットを活用する
・お薬手帳を活用する
・myカルテ(巻末付録)を活用する
・スマートフォンなどの無料アプリを活用する

など,さまざまな方法があります。薬が確実に効果を発揮できるよう,患者さんそれぞれにあった方法を見つけ飲み忘れを防ぐことが大切です。

参考文献

1) Bonadonna G, et al : Adjuvant cyclophosphamide, methotrexate, and fluorouracil in node-positive breast cancer: the results of 20 years of follow-up. N Engl J Med, 332 (14) : 901-906, 1995

Q06 漢方薬は，がんに効きますか？安全で副作用はないのですか？

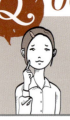

A　漢方とは，中国から伝わった医学をもとに，日本独自の理論に基づいて発展してきた日本の伝統医学であり，漢方で使われる薬が漢方薬です。漢方薬は，植物，動物，鉱物などの天然物由来の生薬を組み合わせたもので，一般の薬と同じように，副作用や他の薬との相互作用（飲み合わせ）も起こります。十分注意しましょう。

がん治療では，西洋医学の補助的な役割として，放射線療法や抗がん薬治療による副作用を軽減することを目的に使用されます。

漢方薬とは

漢方とは，中国から伝わった医学をもとに，日本独自の理論に基づいて発展してきた日本の伝統医学です。中国の伝統医学は「中医学」と呼ばれ，漢方とは区別されます。ドクダミのように，昔からの経験や伝承に基づいて1種類で使用し，家庭で治せる範囲のケガや病気に使われてきた生薬を民間薬といいます。

漢方薬は，植物，動物，鉱物などの複数の生薬を，漢方医学の理論に基づいて組み合わせた処方です。医療用漢方薬は，厚生労働省により承認された医薬品であり，品質・安全性が厳密に管理され，効能・効果，用法・用量も定められており，医師，薬剤師などの有資格者のみが治療の目的で取り扱うことができます。

漢方薬は，効き目が穏やかで長期に飲むことで効果が現れるとイメージされがちですが，葛根湯や芍薬甘草湯のように急性疾患に対して速やかに効果が現れるものもあります。

漢方薬には副作用はない？

　漢方薬は，天然物由来なので安全で副作用がない，というイメージがあります。しかし漢方薬にも，一般の医薬品と同様に，副作用や他の薬との相互作用もあります。じんましん，動悸，食欲不振，下痢，血圧の上昇など比較的軽いものもありますが，ごくまれに間質性肺炎などの重篤な副作用もあります。漢方薬は，病名，体質や体型，体力などを総合的に考えて処方を選びますが，同じ病名でも体質に合わない漢方薬を飲むことで，副作用が起こることもあります。また，異なる漢方薬でも同一の生薬が入っていることもあるため，複数の漢方薬を飲んだ結果，生薬が重複して過量服用になり，副作用が起こることもあります。

漢方薬は，がんに効く？

　現時点では，がん細胞を直接殺すような漢方薬はありません。西洋医学的な立場で考えると，エビデンス情報（本当に効果がある証拠）が不足しています。がん治療の基本は西洋医学であり，漢方薬は，西洋医学が効きにくい副作用症状を軽減して，生活の質（QOL）を改善するための手段の一つとして使われます。漢方薬の使用例として，外科手術後のイレウス症状の改善に大建中湯，イリノテカンによる下痢の抑制に半夏瀉心湯，全身倦怠感に補中益気湯，十全大補湯，人参養栄湯などがありますが，患者さんの体質により効果がなかったり，副作用が起きることもあります。がん治療中に漢方薬を使うときは，必ず医師に相談することが大切です。

患者サポートの道しるべ

- 最近，個人輸入やインターネットなどで色々な薬が手に入ります。そのなかには，漢方と表示して，副作用の強い西洋薬が入っていたり，日本では承認されていない危険な薬品が入っているものもあります。患者さんが持ってこられた漢方の糖尿病治療薬に，日本では医師の処方が必要な劇薬の血糖降下薬が含まれていたり，漢方の抗アレルギー薬にステロイドホルモンが含まれていたことがありました。また，漢方治療では，病気が治る過程で一時的に体から不要なものが排出されて副作用に見えるという考え方があり，これを瞑眩（めんげん）と呼びます。この言葉を都合よく利用して，副作用が出たり病気が悪化している患者さんを欺いて，高価な商品を売る業者もいます。いずれにしても主治医によく相談することが大切です。

参考文献

1) 厚生労働省がん研究助成金「がんの代替医療の科学的検証に関する研究」班：がんの補完代替医療ガイドブック第3版
  (https://hfnet.nih.go.jp/usr/kiso/pamphlet/cam_guide_120222.pdf)
2) 厚生労働省：重篤副作用疾患別対応マニュアル；偽アルドステロン症
  (http://www.mhlw.go.jp/topics/2006/11/tp1122-1d.html)

内服抗がん薬の取り扱い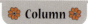

　内服抗がん薬は，抗がん薬の粉塵で覆われている可能性があるため，基本的には患者さんが自分で包装から取り出して服用しましょう。薬に触れないように飲むのが困難な場合や，ケア提供者が内服の介助をする場合は，使い捨て手袋の着用が推奨されます。散剤の抗がん薬の場合は，飛散に注意し，手袋やマスクを着用して顔に近づけないように取り扱います。服薬した後のパッケージは，抗がん薬に汚染されたものと同じ方法で廃棄します。服用後には，手袋やマスクを外して，石けんを用いて流水で十分に手を洗いましょう。

（櫻井　美由紀）

Q07 抗がん薬にもジェネリック薬はありますか？

I 治療に関するギモン ①がんの治療について

A ジェネリック医薬品（ジェネリック薬）とは，先発医薬品の特許が切れた後に製造・販売される，同じ有効成分を同じ量含有した医薬品であり，「後発医薬品」とも言います。品質試験および先発医薬品との同等性を確認する試験に適合していることを確かめた後に，製造が許可されます。新しい医薬品の開発に比べると費用が少なくてすむため，値段を安くすることができます。添加物や製剤方法を工夫して，先発医薬品と比べて，飲みやすく使いやすいように工夫されたジェネリック医薬品もあります。

なぜジェネリック医薬品を勧められるのでしょう

医薬品には，医師が使う医療用医薬品と，一般の薬局で販売される一般用医薬品があります。医療用医薬品には，新しく開発・販売される先発医薬品と，先発医薬品の特許が切れた後に他の製薬会社が同じ有効成分で開発・販売するジェネリック医薬品（後発医薬品）があります（図）。先発医

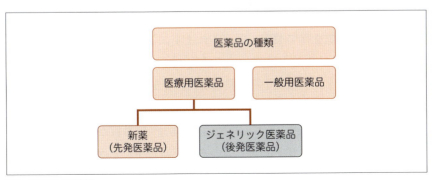

図　医薬品の種類

薬品を開発した製薬会社には，その新薬を独占的に販売できる特許期間（特許を申請してから20〜25年）があり，その期間が終了すると，新薬に使われた有効成分や製法などは国民共有の財産になります。特許期間が終了した薬は，厚生労働大臣の承認を得て，他の医薬品メーカーで「ジェネリック医薬品」として製造・販売されます。抗がん薬にも，独占販売期間が過ぎて，ジェネリック医薬品が発売されている医薬品はいくつもあります。

　少子高齢化が進む日本では，国民医療費は年々増加しています。欧米諸国では，早くから医療費節減への取り組みが行われ，ジェネリック医薬品の普及率が8割を超える国もありますが，日本での普及率はまだかなり低い状況です。日本の医療保険制度を守るためには，ジェネリック医薬品を普及させて薬剤費を抑え，国民医療費の増加のスピードを抑えることが不可欠です。

 ジェネリック医薬品はなぜ安い？

　新薬を開発するためには，莫大な費用がかかります。先発医薬品の長年の使用経験により，すでに有効成分の安全性と有効性は確立されていることから，ジェネリック医薬品は，先発医薬品と同等性を確認する試験（生物学的同等性試験）と品質試験のみが審査されるため，開発費用が少なく，価格も安くなります。

 効果や安全性は大丈夫？

　ジェネリック医薬品は，先発医薬品と同じように，薬事法に基づいて厚生労働大臣の承認を得て製造・販売されます。ジェネリック医薬品は，製剤の品質（有効成分の量，溶出性，不純物）と，有効性・安全性（人での血中濃度を先発薬と比較など）の試験を行い，先発医薬品と同等であることを証明して製造・販売されています。

　また，すべての医薬品では，原薬（有効成分）の品質が，日米EU医薬品規制調和国際会議のガイドラインの基準を満たすことが求められ，さらに，厚生労働省が定めた基準を満たした製造管理と品質管理が行われてい

る工場にのみ，製造が許可されます。このように，ジェネリック医薬品も先発医薬品も，同じ基準に従って原薬の品質確保，製造管理・品質管理が行われており，先発医薬品に比べて品質の劣るジェネリック医薬品が製造・販売できない制度が働いています。

 先発医薬品との違いは？

　ジェネリック医薬品は，有効成分については先発医薬品と同等であることが必要ですが，添加剤や製剤方法は違うことがあります。ジェネリック医薬品を使った時に，先発医薬品には入っていなかった添加剤でアレルギー症状が出る可能性もありますが，逆に，先発医薬品の添加剤でアレルギーがあっても，添加剤が違うジェネリック医薬品なら大丈夫，ということもあります。先発医薬品が作られた時代よりも進歩した製剤技術により，より使いやすく高品質なジェネリック医薬品もたくさん開発されていますが，添加剤や製剤方法が違うため，効き方が変わる可能性もあります。

 ジェネリック医薬品で気をつけることは？

　ジェネリック医薬品は，先発医薬品と「同等」ですが，「まったく同じ」ではありません。また，一つの有効成分に対して，複数のジェネリック医薬品が発売されており，それぞれも「同等」ですが「まったく同じ」ではありません。切り替え時に，効き方が変わる可能性があるもの，変わりにくいものなど，薬による特徴もあります。これらを意識したうえで，かかりつけ薬局で十分に説明を聞いてジェネリック医薬品を使うことで，患者さんの経済的負担が軽減されます。

参考文献

1) 厚生労働省ホームページ：後発医薬品（ジェネリック医薬品）の使用促進について（http://www.mhlw.go.jp/stf/seisakunitsuite/bunya/kenkou_iryou/iryou/kouhatu-iyaku/）
2) 独立行政法人医薬品医療機器総合機構ホームページ：ジェネリック医薬品の品質情報（http://www.pmda.go.jp/safety/info-services/drugs/calling-attention/generics-info/0004.html#r=s&q=ジェネリック s=r&r=s&q= ジェネリック s=r）

I　治療に関するギモン　①がんの治療について

Q08

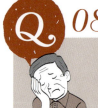

CVポートから治療をしています。何か注意する点などはありますか？

A 日常生活の制限はほとんどありません。しかし，鎖骨下に留置されている場合，リュックサックなどバックの帯の下にポートが当たることを避ける必要があります。また，激しい運動後にポート部分に違和感や圧迫感がある場合は医療機関を受診してください。

CVポートを挿入したときは，必ず製品のロット番号や挿入日情報などが記載されたカードが発行されます。カードは，他の医療機関にかかるときや，飛行機の保安検査場で金属反応が出たときなどに提示します。ポートは体内に留置されるため，ロット番号の確認が難しく，このカードをなくしてしまうと再発行が困難な場合があります。特に，海外渡航などの予定があるときはQ48（188ページ）にあるような，旅行用診断書などを活用し，担当医師からの情報提供を受けて準備しておくとよいでしょう。

 CVポートとは

CVポートとは，"Central Venous Access Port Device"（皮下埋め込み式中心静脈アクセスポート）のことです。皮下ポケットを作って，ポート部分を留置し，ポートに接続されたカテーテルは上大静脈から右心房の手前3cmくらいのところに留置されています（図）。末梢の血管確保が困難な場合や化学療法を繰り返す場合，自宅での長時間持続点滴や高カロリー輸液を行う場合に留置されることが多いです。

CTで血管造影をして位置を確認しながら，局所麻酔下の手術をして埋め込みを行います。ポートの上部はセプタムというシリコンゴム製のふたになっており，そこに専用の針を刺して使用します。多くの製品は約2,000回の穿刺に耐えられるといわれ，長期間の使用が可能です。CTやMRI検

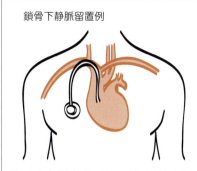
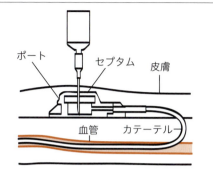

鎖骨下静脈留置例

ポートとよばれる 2〜3cm の器具を皮下ポケットに留置する。ポートから出ているチューブは心臓につながる太い血管につながっている。

皮膚の上からポート上部のセプタムというシリコンゴム部分に針を刺して点滴投与する。ポートの底は金属製のため，針が貫通することはない。

図　CVポート

査に際しての影響はありません。

合併症

　埋め込み術後早期の合併症は，出血，血腫，気胸，創部感染——などがあります。また，長期的な合併症は，鎖骨と第1肋骨に挟まってしまうカテーテルピンチオフ，ポートとカテーテルの接続外れやカテーテルの破損による薬剤漏出，フィブリン形成による閉塞や血栓，カテーテルが動く・裏返ってしまうなどの位置異常，感染——などです。

自宅での観察とメンテナンス

　CVポート留置側の腕がむくむ，皮膚の色が変わる，ポート部の違和感や腫脹がある，発熱，痛みがあるときには医療機関を受診します。ポートを長期間使用しない場合でも，生理食塩水を流すメンテナンスを行います。担当医師に確認しておくとよいでしょう。

ポートからの採血

　ポートは中心静脈に留置されているので，ポートを逆流させれば採血も

可能と考えがちですが，多くの製品は逆流防止弁というものがあり，逆流させると弁が破損してしまうため，採血のために使用することはできません。採血が可能かどうか，担当医師に確認する必要があります。

参考文献
1) 榮木実枝・監：見てできる臨床ケア図鑑；がん看護ビジュアルナーシング，学研メディカル秀潤社，2015
2) 古河洋，松山賢治・監：外来がん化学療法Q&A 第2版，じほう，2010

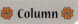

ポートトラブルのあれこれ

①反転
ある日，外来治療を継続中の患者さんが治療にお見えになったとき，看護師がいつものようにポートに針を刺そうとしましたが，かたくて刺さりませんでした。医師に診察を依頼したところ，ポートが裏返っていたことがわかりました。患者さんは「そういえば週末にゴルフに行ったときに変な感じがした」とおっしゃいました。この方のケースでは医師が皮膚の上から反転させる処置ができましたので，治療の継続は可能でした。

ゴルフをしたからと言って，必ず反転してしまうことはありませんが，違和感をおぼえたときには医療機関に相談しましょう。

②カテーテルのはずれ
鎖骨下に挿入されたポートから点滴を注入していたら，ポートの部分が腫れてきました。患者さんは痛みを訴え，レントゲン検査をしてみたら，体の中でポートとカテーテルの接続が外れてカテーテルの位置が移動していることがわかりました。ポートはすぐに取り出されました。

（岩本 寿美代）

Q09 臨床試験への参加を勧められました。自分が"モルモット"にされてしまう気がしてしまいます。

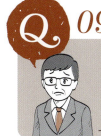

A　がん治療の進歩は，それまでの治療を上回るエビデンス（科学的根拠）を積み上げていくことで，成り立っています。臨床試験では，1歩でも医療が前進するためにエビデンス（科学的根拠）を一つひとつ創っていく作業が行われます。臨床試験に参加することは，現在の標準治療を改善するために，新しい治療の有効性と安全性を確認する過程に患者自らが参加し貢献することになります。納得ができた場合には，参加を検討されてもいいのではないでしょうか。

治験，臨床試験，臨床研究

　臨床試験に類似した言葉で，治験，臨床研究があります。治験，臨床試験，臨床研究は図に示すような関係にあります。

　臨床研究は，"ヒト（患者）を対象にして行う研究"のことです。臨床研究は，臨床試験だけでなく，症例報告や調査も含めた研究全般を表す言葉として使われます。患者の採血から血液中の物質を分析したり，患者や医療従事者に行うアンケートや行動調査もすべて臨床研究です。

　臨床試験は臨床研究のうち，治療や指導などを行って，その結果を評価するものをいいます。例えば，副作用の軽減のために，従来の標準治療と異なる抗がん薬の組み合わせを，従来法と比較するのは臨床試験になります。臨床試験は一部治験も含みますが，新薬開発の目的に限定しない点で治験と異なります。

　治験は，臨床試験のうち，新しい医薬品や医療器具の製造・販売の承認を規制当局（厚生労働省）から得て一般の診療で使えるように，客観的なデータを集めることを目的として行います。

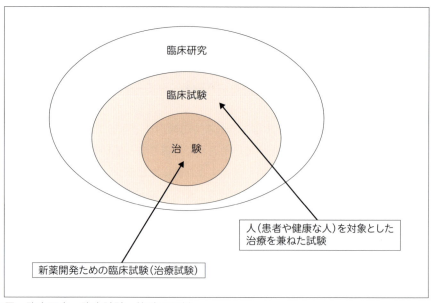

図 臨床研究・臨床試験・治験の関係

　すなわち，臨床研究は幅広くヒトを対象としたすべての研究で，そのなかで新しい医薬品や治療法の効果や安全性について調べるのが臨床試験です。さらに臨床試験のなかでも保険承認を目的にして，行うのが治験です。

臨床試験の安全性

　ヒトでの試験を一般に「臨床試験」といいますが，「くすりの候補」を用いて国の承認を得るための成績を集める臨床試験は，特に「治験」と呼びます。治験を行う製薬会社，病院，医師は「医薬品，医療機器等の品質，有効性及び安全性の確保等に関する法律」(旧薬事法)という薬全般に関する法律と，これに基づいて国が定めた「医薬品の臨床試験の実施の基準に関する省令〔GCP（Good Clinical Practice）〕」という規則を守らなければなりません。このGCPの基本的な考え方は治験だけでなく，臨床試験や臨床研究にも貫かれています。また，GCPは国際的に認められているものです[1]。

GCPで定められているルール

治験におけるルールには以下のようなものがあります。
- 治験の内容を国に届け出ること
- 治験審査委員会で治験の内容をあらかじめ審査すること
- 同意が得られた患者さんのみを治験に参加させること
- 重大な副作用は国に報告すること
- 製薬会社は，治験が適正に行われていることを確認すること

治験以外でも，臨床試験を実施する場合は下記のようなGCPに沿ったルールが実施されます。
- 実施計画書の作成
- 倫理委員会での承認
- 副作用モニタリング
- インフォームドコンセント

 臨床試験に参加するにあたって理解しておくこと

臨床試験は，従来の治療法よりもよい治療法を確立するためにエビデンスを一つひとつ積み上げていく過程です。臨床試験に参加することは患者さんにとっても，エビデンス構築に参加するという意味があります。

臨床試験に参加するにあたってはメリット，デメリットを理解し，あくまでも自分自身の判断で参加することが大切です。

なお，GCPでは，臨床試験（治験）への参加は
- 断っても不利益を受けないこと
- いつでも辞退できること

を明記しています。

参考文献
1) 厚生労働省：「治験」ホームページ（http://www.mhlw.go.jp/topics/bukyoku/isei/chiken/01.html）

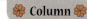

トランスレーショナルリサーチとは?

　トランスレーショナルリサーチ（translational research）とは，研究者により発見された薬剤や機器など基礎研究の成果を，新しい医薬品や医療機器，新規の治療法として，臨床につなげるために橋渡しする研究のことです．わが国から創出された医薬品の品目数は世界第3位と多く，基礎研究や臨床研究は進歩しています．今後は医療の現場からバイオマーカーの発見も期待されていますが，研究者が開発した基礎研究の成果を実用化へ促進するための橋渡しの研究が普及していなかったことから，先進的医療の開発は遅れをとっていました．

　トランスレーショナルリサーチでは，基礎研究の成果から実験動物などを用いた非臨床試験（薬理，安全性，物性，製剤化など）を実施し，人を対象とした臨床試験（有効性，安全性など）に応用するため，科学的，倫理的に妥当であるかを適切に確認します．臨床応用への円滑な移行を担う業務のため，基礎研究者，臨床研究者，統計解析を行う生物統計学者，データマネジャーなどさまざまな職種の専門家が協力して行います．近年では大学医学部などにトランスレーショナルリサーチセンターが設置され，一連の研究過程において研究者を支援しています．

（河野　えみ子）

Q10 退院後の生活で注意することはありますか?

I 治療に関するギモン ①がんの治療について

A 手術が終わって退院した後に、外来で放射線治療や抗がん薬治療が始まる場合もあれば、すべての治療が終わって退院する場合もあります。どちらの場合でも、退院後は身近に医師や看護師はおらず、自分で体調を管理しながら、できる範囲でもとの生活に戻していくことが目標になります。

退院後の生活の注意や受診の頻度は、病気の種類、治療の内容とその効果、続けて行う治療の有無、合併症や副作用の状況、治療後の回復の程度など、患者さん一人ひとりの状態により異なります。入院中に、退院後の生活や治療について、医療者に確認しておきましょう。

外来で治療を続けるとき

外来に通院して、放射線治療や抗がん薬治療を続けるときには、治療による副作用と対処法、治療中の生活の注意などについて、十分に説明を聞いておきましょう。外来で治療を受けるときは、ほとんどの時間は身近に医師や看護師がいないため、自分で体調管理して対処することが大切であり、そのためには十分に説明を受けて理解しておく必要があります。また、退院後にもとの生活に戻していくためには、通院の頻度、合併症や副作用、生活上の注意などを知っておく必要があります。

すべての治療が終わってから

①経過観察

治療が終わったら、必ず経過観察の予定を確認しましょう。がんの治療が終わっても、病気の確認や健康状態の診察のために、定期受診すること

（経過観察）が必要です。経過観察の内容やスケジュールは，病気の種類，治療の内容，全身状態などにより異なります。がんの経過観察をするのは治療を行った主治医ですが，その他の疾患や一般的な健康チェックについては，家庭医（かかりつけ医）を受診することもあります。また，症状によっては，その領域の専門医を受診することが必要になる場合もあります。主治医とは違う医師を受診する必要があるときは，必ず主治医に相談しましょう。

　また，新しい医師を受診するときには，主治医からの診療情報提供書や，自分で作った病気の記録などにより，必ずがんであること，受けた治療について伝えましょう。がんの種類や受けた治療が，今後の方針決定に影響することもあります。

②**体調や気持ちのケア**

　治療が終わっても，治療による合併症や副作用が続くことがあります。治療が終わって時間が経ってから症状が現れることもあり，同じ種類のがんで同じ治療を受けても，症状や程度は一人ひとり違います。適切なケアや早期発見により，予防したり重症化を防いだりすることができるものもあります。合併症や副作用とつきあい，やりすごすために，自分に合った対処法をみつけることも大切です。症状により，薬などの医学的な方法だけではなく，食事の工夫，適度な運動，リラクセーションなどが有効なこともあります。起こりうる合併症や副作用と対処法について，医療者に聞いておきましょう。

　また，治療後には身体のケアが必要になるのと同じように，気持ちのケアも必要です。健康への不安，ストレス，気分の落ち込み，怒り，孤独感，どう病気とつきあっていくかなど，考えること感じることは一人ひとり違います。家族を守らなければと思う人，親しい人に心配かけまいと思う人，患者会やカウンセラーなどに相談する人，信仰を支えとする人など，さまざまです。大切なのは，自分の心が正しいと感じることをすることであり，他の人と比べないことです。つらいときには，専門家に相談することも大切です（Q58，217ページ参照）。

参考文献

1) MD Anderson Cancer Center (http://www.mdanderson.org/)
2) ASCO Answers : Cancer Survivorship (http://www.cancer.net/sites/cancer.net/files/cancer_survivorship.pdf)
3) National Cancer Institute : Facing Forward : Life After Cancer Treatment (http://www.cancer.gov/publications/patient-education/life-after-treatment.pdf)
4) 日本プライマリ・ケア連合学会 (http://www.primary-care.or.jp/)

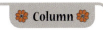

家庭医をもちましょう

　家庭医 (family doctor) とは，家族の身近にいて，病歴や体質，社会的な状況を知り，日常的な診療や健康管理をしてくれる医師のことです．欧米やアジアの多くの国では国民の大多数が家庭医をもっています．家庭医には以下のような特徴があります．

① 近接性：地理的，時間的，経済的，精神的にかかりやすい
② 協調性：他科専門医や地域との連携，地域住民との協力を行う
③ 継続性：一人の「人」としてのつながり，病気のない健康なときから関わる
④ 包括性：年齢，性別，臓器にとらわれず，予防も含めた診療を行う
⑤ 文脈性：「価値観」，「考え」，「思い」や「状況や経過」，「家族の意思」を尊重する

　家庭医とは，日常の病気のケアや，病気の予防や治療後の再発防止など，患者さん一人ひとりのライフステージに沿って何年もつきあう医師です．特に，複数の診療科を受診しているときには，連携の要となる重要な役割を担います．

　日本では患者さんが自由に受診医療機関を選ぶことができますが（フリーアクセス），近年，厚生労働省は疲弊する医療現場を守るため，ゲートキーパー機能を備えた「かかりつけ医」の普及を推進しています．かかりつけ医は，身近な地域で日常的な医療を受けたり，健康の相談などができる医師であり，家庭医の考え方を含んだ概念です．

〔櫻井 美由紀〕

Q11 放射線療法後の皮膚からは，なぜ汗が出ないのですか？

放射線療法で外照射をする場合，皮膚表面だけでなく，皮下の汗腺と皮脂腺も放射線のダメージを受けます。その結果，汗腺の機能が低下し，汗の量が減ったり，汗が出なくなったりします。汗腺や皮脂腺の回復には年単位の時間が必要ですし，個人差があります。

 人の皮膚について

　皮膚は表皮，真皮，皮下組織の3組織からなります。皮膚表面は，汗腺から出る汗（水分）と皮脂腺から分泌される皮脂（油分）で構成される皮脂膜で覆われています。皮脂膜は，皮膚の乾燥を防ぐ，外的刺激から皮膚を保護する，異物や細菌の皮膚内への侵入を防ぐ働きがあります。

　汗腺には，「エクリン汗腺」と「アポクリン汗腺」の2種類があります。エクリン汗腺は，からだの表面全体を覆っており，発汗することで体温調節を行う役割があります。一方，アポクリン汗腺は，腋窩，乳輪，外陰部など特定の部位だけに存在し，体温調節とは関係なく，細胞の一部が汗の中に混じり，特有の汗の分泌の仕方をします(図1)。

 放射線療法の効果と副作用について

　放射線は，がん細胞のDNAにダメージを与え，がん細胞を死滅にいたらします。照射範囲には正常細胞も含まれます。正常細胞のDNAも，放射線のダメージを受けるため，さまざまな症状があらわれます。これが副作用です。副作用は，照射を受けた部位にのみ起こり，その程度は全身状態や合併症など，個人差があります。ただし，正常細胞の場合，がん細胞

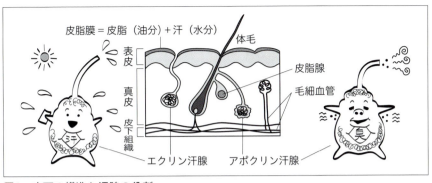

図1 皮下の構造と汗腺の役割

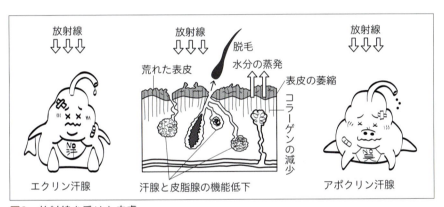

図2 放射線を受けた皮膚

よりもダメージが少なく，回復の見込みがあるため，治療が終われば，ほぼもとの状態に戻ります。

放射線による汗腺と皮脂腺への影響

　体の外から放射線を照射する「外照射」の場合，必ず皮膚を通り病巣に達します。そのため，汗腺や皮脂腺も放射線のダメージを受けます。ダメージを受けた汗腺や皮脂腺の分泌機能は低下します。また，汗腺や皮脂腺の回復には時間がかかるため，発汗しにくく，皮脂も少なくなり，乾燥した皮膚になります(図2)。

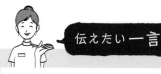

伝えたい一言

汗腺や皮脂腺は，年単位で自然に軽快するとされていますが，個人差があります。乾燥した皮膚は，傷つきやすいので，照射部位の保湿が大切になります。保湿剤の種類，使用時期，使用方法は，患者さんの皮膚の状態に応じて異なるので医師と必ず相談してください。

Q12 乳がんの手術後に放射線療法を受けました。妊娠したのですが，授乳はできますか？

A　乳汁（母乳）は，乳房内で産生されます。放射線療法を受けた乳房は，乳汁をつくる機能が失われるため，乳汁の分泌はなくなります。しかし，治療をしていない乳房からは乳汁が分泌されるので，赤ちゃんへの授乳は可能です。

乳房と乳汁（母乳）について

　乳房は，主に乳腺と脂肪組織，乳管から成り立っています（図1）。乳腺は，15〜20の乳腺葉からなる腺組織です。乳腺葉は，小葉に分かれます。さらに，この小葉は，腺房に分かれます。乳汁は，この腺房で作られ，乳管を通って乳頭から分泌されます。乳汁分泌は，乳房のもつ重要な役割です。

　乳汁は，非妊娠時には産生分泌の機能はありません。妊娠が成立し，女性ホルモン（卵胞ホルモンと黄体ホルモン）が増量すると，乳汁分泌の準備が行われます。さらに，プロラクチンの分泌が増加し，乳汁の産生が始まり，出産と同時に乳汁分泌がみられます。

乳がんと放射線療法

　放射線療法は，高エネルギーのX線を用いて，がん細胞の分裂を抑えたり，死滅させたりする治療で，臓器を温存することができます。ただし，放射線の照射範囲には，がん細胞だけでなく正常細胞も含まれますので，副作用が出現します。放射線の副作用は，主に照射した部位に現れます。

　乳がんは，この放射線療法が効きやすいタイプのがんです（図2）。乳房

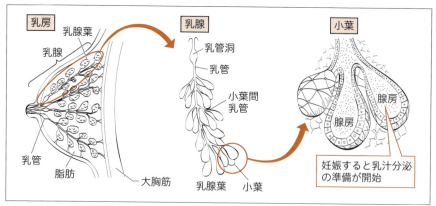

図1　乳腺の構造と乳汁分泌

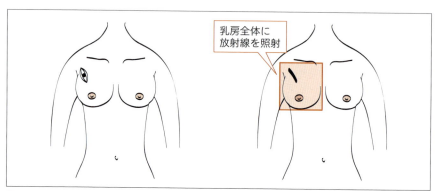

図2　乳房部分切除術後の放射線療法

　部分切除術後に放射線療法をする目的は，残った乳房内の目に見えないがん細胞を死滅させることで乳房内の局所再発を3分の1に減少させることです。局所再発を抑制することで，予後の改善も期待できます。

乳房への放射線療法後の副作用について

　乳房に放射線照射をすると，乳汁を産生分泌する機能の低下や喪失といった副作用が出現します。副作用は，乳汁分泌の低下だけでなく，乳汁成分の変化や乳頭の伸展が悪くなるので，授乳はできません。

Chapter 2 患者の知りたい生活上のあれこれ

しかし，反対側の乳房は，妊娠すると乳汁分泌を認め，授乳ができます。乳がん治療終了後の妊娠は可能（Q42，162ページ参照）なので，医療者は乳がん患者さんが妊娠・出産後に，母乳で赤ちゃんを育てる希望を支える支援が大切です。

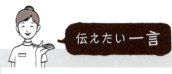
伝えたい一言

> 乳がんという病気は，生命だけでなく，女性にとって大切な乳房を失うリスクがあります。たとえ，乳房部分切除術で乳房が残ったとしても，手術前の乳房ではありません。また，乳がん治療後の副作用で授乳ができなくなるなど，女性として，母親としての役割が難しいと感じることがあります。放射線治療を受けた乳房からは母乳が出ることはほとんどありませんが，反対の乳房から母乳は分泌されます。

> 医療者は，患者さんの女性として，母親としての役割が果たせるよう支えることが大切です。乳がん治療チームだけでなく，産科医や助産師，地域の保健師とともに連携し，患者さんではなく，一人の女性として支えてください。

参考文献
1) 井上俊彦，他：がん放射線治療と看護の実践，金原出版，2011
2) 唐澤久美子，藤本美生・編：がん看護セレクション；がん放射線治療，学研メディカル秀潤社，2012
3) 池田恢・監，阿南節子，他・編著：イラストでよくわかる放射線治療・放射線化学療法とサポーティブケア，じほう，2015

Q13

I 治療に関するギモン ②抗がん薬の副作用について

抗がん薬の副作用が，気づかないうちに起きていることはありますか？　副作用が強いほど効果があるのですか？

A 抗がん薬は，がん細胞を殺す作用をもちますが，嘔吐，脱毛などさまざまな副作用が起きます。従来の抗がん薬は，副作用の強さと効果の強さは関係がありません。吐き気がないからといって，抗がん薬が効きにくいわけではないのです。しかし分子標的薬という最近の抗がん薬の一部には，副作用の強さが効果の指標となるものがあります。

抗がん薬と副作用

抗がん薬治療は，①がん細胞が増えるのを妨げる，②がんが成長するのを抑える，③転移や再発を防ぐ，④転移している小さながんを治療する——ために行われます。手術や放射線治療が局所療法であるのに比べて，抗がん薬治療は全身療法です。また，1つの抗がん薬を使って治療する場合と，数種類を組み合わせて治療する場合があります。効き方の違う抗がん薬を組み合わせることで，副作用を抑えて効果を高めることが期待されます。

従来の抗がん薬（化学療法薬）は，細胞の分裂を障害する作用があり，がん細胞のように増殖が盛んな細胞が標的となります。しかし，細胞増殖のメカニズムは，がん細胞も正常な細胞もほとんど変わらないため，正常な細胞のうち増殖が盛んなもの（消化管粘膜，毛根，骨髄細胞など）に影響して副作用（下痢，口内炎，脱毛，血液毒性など）が現れます。これらの副作用には，自覚症状があるものと，白血球減少のように早期には自覚症状がないものがあります(図)。化学療法薬では，副作用の強さと効果の強さは，関係はありません。副作用の程度が軽いから薬が効きにくい，ということはありません。抗がん薬の最も不快で苦痛な副作用である悪

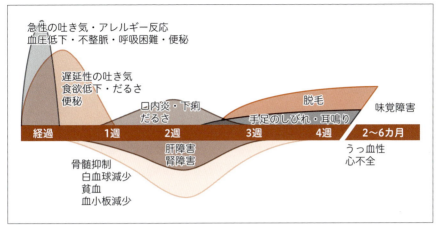

図　抗がん薬の副作用と起こる時期

(田口哲也・監修, 阿南節子, 櫻井美由紀, 他・編著：副作用と対策 5抗がん薬の副作用と起こる時期. イラストでよくわかるがん治療とサポーティブケア, p10, じほう, 2012)

心・嘔吐は, よく効く制吐薬の開発や吐き気を止める治療の進歩により, かなり軽減されて対処できる副作用となっています。

副作用が効果の指標となる抗がん薬

　分子標的薬は, がん細胞の増殖や転移・浸潤に関わる特定の分子をねらい撃ちする抗がん薬です。従来の抗がん薬のような骨髄抑制などの副作用は少ないのですが, ねらい撃ちする特定の分子をもつ正常細胞にも障害を与えるため, いままでの抗がん薬ではみられなかった副作用が起こります。例えば, 分子標的薬のうちセツキシマブ, パニツムマブは, 皮膚障害が強く出やすいのですが, 皮膚の症状が効果の指標となるとされています。すなわち, 皮膚の副作用が強く出た人は, 薬がよく効いている可能性が高いということであり, 皮膚症状をコントロールして, できるだけ抗がん薬治療を継続することが大切です。

Q14 抗がん薬による副作用でしびれがあります。

I 治療に関するギモン ②抗がん薬の副作用について

A 抗がん薬の種類によっては，末梢神経障害を引き起こし，手足のしびれや痛みが現れることがあります。進行すると，知覚麻痺や歩行障害を生じて，患者さんのQOLに大きな影響を及ぼすこともありますが，患者さんが伝えなければ医療者は気がつかないこともあります。しびれには有効な治療方法がなく，その薬を使っているうちは，がまんしてもよくなることはありません。症状が重くなると，薬を中止しても回復までに時間がかかったり，不可逆的になる場合もあります。症状を感じたら，がまんせずに医療者に伝えることが大切です。

抗がん薬による末梢神経障害

　抗がん薬による末梢神経障害は，軸索障害，髄鞘障害，神経細胞障害により発症します(図)。

　しびれは医療者が気がつきにくい副作用であり，患者さん自身が具体的な末梢神経障害の症状(表)を早期に発見して，医師に伝えることが大切です。オキサリプラチンでは，末梢神経障害が悪化したときには，いったん薬を中止して症状が軽くなったときに再開すること(Stop and Go)が行われ，中止せずに続けたときと比べ治療効果に差がないことがわかっています。

末梢神経障害の治療法

　しびれには，有効な治療法はありません。ビタミン剤，漢方薬などが使われることもありますが，効果ははっきりしません。原因薬剤の中止により多くは回復しますが，薬剤の必要性から投与中止が難しいこともあります。症状の特徴を理解して，自分でできる症状緩和の方法を工夫し，日常生活を過ごしやすくしましょう。

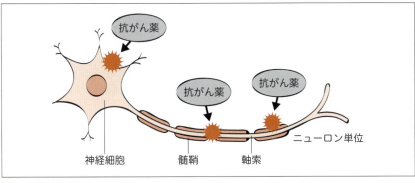

図　末梢神経障害

表　末梢神経障害の症状

- 手元，足元のしびれや冷感，痛み
- ボタンがかけにくい
- 物がうまくつかめない
- 手足の感覚がない，靴が上手くはけない，文字がうまく書けない
- 歩行時につまずくことが多い，転びやすい
- イスから立ち上がれない
- 階段を昇れない
- 冷感刺激に敏感になる（オキサリプラチン）

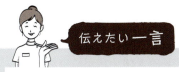 伝えたい一言

症状発現の可能性，症状の特徴を理解し，日常生活を過ごしやすくしましょう。

症状緩和のためには…
・マッサージ・症状部分を温める〔または冷やす（症状に応じて）〕・手指の運動

日常生活にはこんなことに注意
- 転倒
- 物を落とさない
- やけど，打撲
- 車の運転時のペダル操作
- お風呂の温度は家族にみてもらう
- 刃物の取扱い
- 手袋，靴下などで保護する
- 固い靴を履かない

I 治療に関するギモン　②抗がん薬の副作用について

Q15 治療や薬の影響で，もの忘れが起きるでしょうか？

A 抗がん薬治療を受けた患者さんが，慢性的な記憶力や注意力の障害に悩まされることがあります。以前は，患者さんの思い過ごしであると見過ごされてきましたが，最近では抗がん薬の副作用（ケモブレイン）であることがわかってきました。また，抗がん薬の副作用予防に使われる薬も，注意力障害に関係している可能性があります。ストレス，抑うつ，不安，不眠，がん治療によるホルモン状況の変化なども類似の症状を引き起こします。これらの問題があれば医療者に相談しましょう。

 ケモブレインの症状

がん治療を受ける患者さんは，しばしば表のような症状を経験します。この症状は「ケモブレイン」とよばれ，抗がん薬による脳の代謝および血流の変化が関わっていることが報告されています。治療終了1年後には多くの患者さんで症状が改善，あるいは完全になくなっていることがあります。しかし，患者さんによっては，ケモブレインの症状が治療終了後も長く続く場合もあります。ケモブレインの症状の原因は抗がん薬だけではなく，抗がん薬の副作用予防に使われる薬も，注意力障害に関係している可能性があります。貧血，ストレス，抑うつ，不安，不眠，がん治療によるホルモン状況の変化なども類似の症状を引き起こします。

表　ケモブレインの症状

物忘れ，物事に集中できない，言葉がすぐにでてこない，新しく覚えることが困難，毎日の行動を管理するのが困難，一度に複数の行動や作業をするのが困難

（田口哲也・監修，阿南節子，櫻井美由紀，他・編著：副作用と対策 22-1 ケモブレインの症状．イラストでよくわかるがん治療とサポーティブケア，p44，じほう，2012）

ケモブレインの対策

ケモブレインに関する知見が集まることで，予防や対策が提案されるようになってきました。いくつかを以下に示します。

- メモ帳を活用して，しなければならないことを書きましょう。例えば，買い物リスト，返信するべき電話先，薬をのむ時間などをメモして，終われば線を引いて消します。
- スケジュール帳やスマートフォンに予定を書き込みましょう。カレンダーに予定を書いて，冷蔵庫に貼るのもよいでしょう。
- 大切なことを思い出すために，自分の留守番電話にメッセージを残しましょう。
- 身の回りを整理して，探さなくてもいいように物の置き場所を決めましょう。
- 整理された落ち着いた環境で，仕事や読書をしましょう。集中が長続きします。
- 聞いたことは復唱して確認し，メモしましょう。
- 頭を使いましょう。クロスワードパズルをしたり，おもしろそうな講演を聞きに行ったりすることもよいでしょう。
- 集中するトレーニングをしましょう。例えば，うっかり鍵を置き忘れそうなら，「ドレッサーの上に鍵を置く」と声に出してみましょう。
- 運動すること，よく食べること，十分な休息と睡眠をとることは，記憶力をよくします。
- 症状について家族や信頼できる友人に話しましょう。

参考文献
1) American Cancer Society ホームページ (http://www.cancer.org/)
2) Cancercare ホームページ (http://www.cancercare.org/)

Q16 抗がん薬治療の後遺症があると聞きました。副作用とは違うのでしょうか？

Ⅰ 治療に関するギモン ②抗がん薬の副作用について

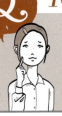

A　がん治療が終了して数カ月～数年経ってから，がん（腫瘍）そのものの影響や，手術療法，薬物療法，放射線治療など治療の影響によって健康障害が現れることがあります。これを「晩期合併症（晩期障害）」と呼びます。抗がん薬による晩期合併症は二次がんのように生命を脅かすものもありますが，命にかかわるものでなくても，健康や生活の質（QOL）に影響を及ぼす深刻な問題を引き起こすことがあります。小児がんやAYA（Adolescent and Young Adult）世代のがんでは，晩期合併症や，精神・心理学的問題，教育・社会面の問題などに対して，包括的なサポートを行う必要があります。

抗がん薬治療の晩期合併症

　化学療法薬は，毛根，皮膚，爪や消化管粘膜など，成長分裂の速い細胞を傷害して副作用を起こします。その副作用は通常は一時的であり，抗がん薬治療が終わり，正常な細胞が自身で修復を始めると改善します。それに対して，治療終了後に時間が経過してから現れる健康障害（晩期合併症）があります。抗がん薬治療の晩期合併症が起きるかどうか，どのような症状が起きるのかは，薬剤の種類や用量，他の治療法との併用の有無などに影響をうけます。臓器が損傷を受けた場合は，その臓器が自身で修復ができるかどうかが重要です。

　化学療法薬による晩期合併症には表に示すものがあります。

小児がんの晩期合併症

　近年，小児がんの治療成績は向上し，多くの患者さんが治癒するように

表 化学療法薬による晩期合併症

倦怠感，集中力低下（ケモブレイン），早期閉経，不妊，心臓の障害，肺活量の低下，腎臓および膀胱の障害，神経障害，しびれ，突き刺すような痛みなど，骨や関節の問題，筋力低下，二次がんなど

なってきました。小児がんを治すためには，非常に強い抗がん薬治療や放射線治療，外科手術を病気の種類に合わせて組み合わせて行う必要があります。しかし，がんそのものは完治しても，成長期に治療を受けたことによる副作用や，病気そのものの影響による健康障害が後まで残ったり，新たに起こったりしてくることがあります。小児がんの主な晩期合併症には，成長発達の障害（低身長，無月経，不妊，肥満，やせ，糖尿病など），中枢神経系の障害（白質脳症，てんかん，学習合併症など），その他の臓器障害（心機能障害，呼吸機能障害，肝機能障害，肝炎，免疫機能低下，白内障，骨密度低下など），二次がんなどがあります。また，精神・心理学的問題や教育・社会面の問題など，さまざまな問題があり，心と体の包括的なフォローが必要となります。2013年にJPLSG長期フォローアップ委員会の長期フォローアップガイドライン作成ワーキンググループが，「小児がん治療後の長期フォローアップガイドライン」を作成し，体制の整備が始まっています。

　また最近は，AYA（Adolescent and Young Adult）世代と呼ばれる15歳から29歳にかけての思春期や若年成人のがんに，積極的な取り組みを求める声が高まっています[1]。この世代は進学・就職・結婚・出産など人生の転機の時期であり，がんによる晩期合併症などの身体的問題，心理的・精神的問題，社会的問題に対応するためには，包括的なフォローアップと，教育行政，労働行政を含めた総合的な支援が必要です。

参考文献
1) 厚生労働省がん対策推進協議会：今後のがん対策の方向性について（これまで取り組まれていない対策に焦点を当てて）平成27年6月（http://www.mhlw.go.jp/file/05-Shingikai-10904750-Kenkoukyoku-Gantaisakukenkouzoushinka/0000089284.pdf）

Q17 緩和ケアとはなんですか？最後の手段なのでしょうか？

I 治療に関するギモン ③緩和ケアについて

A 日本緩和医療学会が作成した説明文では、「緩和ケアとは、重い病を抱える患者やその家族一人一人の身体や心などの様々なつらさをやわらげ、より豊かな人生を送ることができるように支えていくケア」と記載されています[1]。厚生労働省緩和ケア推進検討会では「緩和ケアとは、病気に伴う心と体の痛みを和らげること」と表現しています[2]。つまり、緩和ケアとは精神的、身体的などさまざまな苦痛を和らげて、自分らしさを大切にした生活ができるように支えるケアのことです。

患者さんと家族がより自分らしく、より人間らしく生活できるように支える「緩和ケア」をがんと診断されたときから開始することで、患者さんと家族の生活の質をよりよいものにしていくことができると考えられています。

緩和ケアの考え方

WHO（世界保健機関）は2002年に「緩和ケアとは、生命を脅かす疾患による問題に直面している患者とその家族に対して、痛みやその他の身体的問題、心理社会的問題、スピリチュアルな問題を早期に発見し、的確なアセスメントと対処（治療・処置）を行うことによって、苦しみを予防し、和らげることで、クオリティー・オブ・ライフ（QOL：生活の質）を改善するアプローチである」と定義しています[2,3]。

患者さんには痛みや倦怠感などの身体的苦痛、不安やいら立ちなどの精神心理的苦痛、経済や家庭内の問題などの社会的苦痛、死への恐怖などのスピリチュアルな苦痛のすべてを含めた、全人的な苦痛（図1）があります。それらをケアするために、医師や看護師、薬剤師、栄養士などさまざまな職種からなる緩和ケアチームが患者さんをサポートします。霊（魂、心）

Chapter 2　患者の知りたい生活上のあれこれ

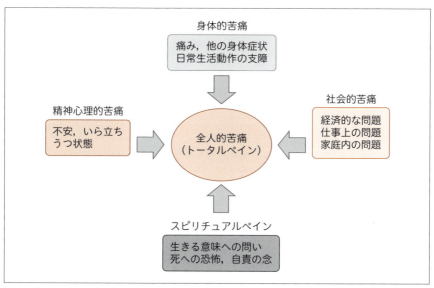

図1　全人的苦痛（トータルペイン）をもたらす背景
（日本緩和医療学会：平成24年度厚生労働省委託事業；Smart Brief 2013；がんと診断された時からの緩和ケア，2013 より引用）

が満たされないときに生じるスピリチュアルな苦痛には，チャプレン（223ページ参照）が心のケア（スピリチュアルケア）を担当することもあります。

緩和ケアを受ける時期

　過去には，緩和ケアはがんが進行した患者さんに対するケアであると誤解されていました（図2の上）。そのため，「まだ緩和ケアを受ける時期ではない」と思い込んでしまう患者さんや家族は少なくありません。しかし，現在では，緩和ケアはがんと診断されたときから行う，痛みや身体的・精神的な苦痛を和らげるためのケア（図2の下）であると考えられています。緩和ケアを行うことで痛みをコントロールするだけではなく，生活の質を守り，自分らしい生活を維持することが可能となります。また，がんの経過とともに緩和ケアの内容や占める割合は変わっていきます。

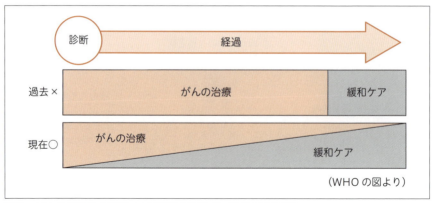

図2 がんの治療と緩和ケアの関係の変化(包括的がん医療)
(日本緩和医療学会:平成24年度厚生労働省委託事業;Smart Brief 2013;がんと診断された時からの緩和ケア,2013 より引用)

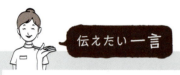

> 痛みは我慢するのではなく,医療者(医師・看護師・薬剤師)に痛みの程度・感じ方など詳しく伝えましょう。

> 自分らしく生きるために,生活の質をより良くするために,痛みや苦痛,問題点などを緩和チームのスタッフに相談しましょう。

> 「死」への恐怖などスピリチュアルな苦痛は,緩和チームのスタッフ(チャプレン)に相談しましょう。

参考文献

1) 日本緩和医療学会:緩和ケア.net:緩和ケアニュース(http://www.kanwacare.net/news/2014/0530_443.php)
2) がん情報サービス:がんの療養と緩和ケア(http://ganjoho.jp/public/support/relaxation/palliative_care.html)
3) World Health Organization:National cancer control programmes:policies and managerial guidelines. 2nd ed, World Health Organization, 2002

I 治療に関するギモン ③緩和ケアについて

Q18 モルヒネは最後に使う，命を縮める薬なのですか？

A 自分らしい生活を過ごすためには，痛みをコントロールすることが必要です。がんと診断された初期からモルヒネなどオピオイド鎮痛薬の医療用麻薬を使用して痛みをコントロールすることで，命が延長することが認められています。

 モルヒネなどの医療用麻薬についての誤解や不安

がんの強い痛みに対しては，モルヒネなどの医療用麻薬が使われます。多くの患者さんは「モルヒネは麻薬中毒（精神依存）になる」，「モルヒネは寿命を縮める」などといった医療用麻薬についての「誤解」や多くの「不安」（図1）をもっています。

WHO（世界保健機関）は，「鎮痛のためにモルヒネなどを投与されたがん患者には精神依存は起きない」と明記しています[1]。モルヒネなどの医療用麻薬は痛みの治療に適切に用いる場合には，鎮痛作用が促進し，精神的・身体的依存を生じないことが明らかになっています。また，痛みを抑えるための使用量では幻覚やせん妄を生じることはないので，安心して使用できます。

モルヒネなどの医療用麻薬は「痛みをとるだけの手段」と思うことは誤解で，痛みをコントロールできることにより睡眠の質がよくなったり，食欲が出たりするため，症状の緩和などにつながります。

 オピオイド鎮痛薬の使用で延命効果を

2010年に米国マサチューセッツ総合病院で行われた臨床試験では，進行非小細胞肺がん患者を，抗がん薬治療だけを行うグループと，抗がん薬

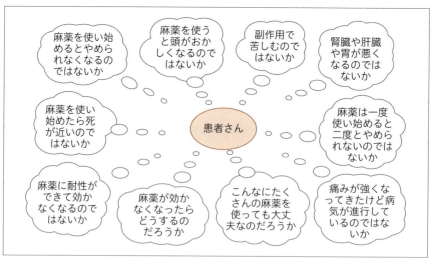

図1 麻薬の怖いイメージに対する不安

（加賀谷肇・監編，的場元弘，田中昌代・編：がん疼痛緩和ケア Q&A，p189，じほう，2011 より引用）

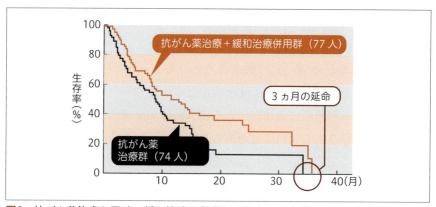

図2 抗がん薬治療と同時に緩和治療を併用した場合の延命効果

（Temel JS, et al：Early palliative care for patients with metastatic non-small-cell lung cancer. N Engl J Med, 363（8）：733-742, 2010）

治療と同時に緩和治療を併用して行う2つのグループに分けた結果が報告されました。緩和治療を併用したグループに生活の質（QOL）の向上や不安・抑うつの低下と同時に，3ヵ月間の有意な延命効果がありました[2]。

つまり，抗がん薬治療と緩和医療（疼痛コントロール）を併用したほうが抗がん薬治療だけの場合より，延命効果が認められました(図2)。

 伝えたい一言

医療用麻薬は毎日決められた時間に決められた量を規則正しく服用（貼付）しましょう。

疼痛が強い場合には我慢せずに，レスキュー（頓服薬）を使用しましょう。レスキューには内服薬，舌下錠，坐薬などさまざまな剤形があります。

下剤の服用を調節して，排便コントロールを良好にしましょう。

参考文献
1) World Health Organization : Cancer Pain Relief, 2nd ed, World Health Organization, 1996
2) Temel JS, et al : Early palliative care for patients with metastatic non-small-cell lung cancer. N Engl J Med, 363(8) : 733-742, 2010

Ⅱ 日常生活のギモン

食事や嗜好品について（Q19～27）

　栄養価の高い食事をとることは，体力を維持し，感染症を防ぎ，治癒力を向上させます。がん治療中に良い食事をとることは大切ですが，多くの患者さんは，食事に関する悩みを経験します。がんの存在，がんの治療（手術・放射線・抗がん薬），心の動きなど，がん患者さんの食事に影響する要因は，いくつもあります。健康なときには，食事は楽しみであり，家族団らんの機会です。それが失われることは，患者さんだけではなく，家族にとってもストレスとなります。治療の後遺症や副作用のために，食欲が低下したり，食べられなくなることは大きな悩みであり，食べなければいけないという気持ち自体もストレスとなります[1]。

　治療中は，バランス良く十分な食事をとることが難しいこともありますが，①食べたいものを欲しいだけ食べる，②食事の時間にとらわれず，食べられるときに少しずつ食べる，③音楽，照明などを工夫して快適な環境で食べる，④家族と一緒に食べる——などの工夫をします。また，家族や介護者が，患者が食事をとるように援助することは大切ですが，食べられないことについて注意したり，責任を感じて自分を責めたりしないことも重要です[2]。治療が原因で起きた食事の悩みの多くは，時間がたつにつれて改善していきます。

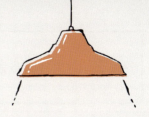

入浴や排泄について（Q28 〜 34）

　多くの患者さんは，がんの治療中に，排便・排尿の問題を経験します。手術で腸を切除すると，水分の再吸収が不十分となり下痢が発症したり，開腹による腸管の癒着で通過障害が起こることがあります。直腸がん，子宮がん，卵巣がんなど骨盤腔内の手術では，神経を傷害したことによる排便・排尿の問題が起きることがあります。放射線治療の副作用として，下痢や排尿障害が起きたり，抗がん薬や痛み止めでも，下痢や便秘が起こります。排便・排尿の問題は相談しにくいため，一人で抱え込んでしまう場合がありますが，特別なこと，恥ずかしいことと思わず，医療者に相談することが大切です。手術で人工肛門や人工膀胱を作ったときは，管理方法や器具の入手方法，生活上の注意について，主治医や看護師から説明を聞いておく必要があります。

　また，抗がん薬治療中は，便，尿，嘔吐物，汗などに抗がん薬が排泄されます。抗がん薬は，がん細胞の増殖を抑えるだけではなく，正常細胞にも影響します。排泄物中の抗がん薬が，すぐに健康への影響を及ぼすことはありませんが，できるだけ曝露は避けたほうがよいと考えられます。治療後48時間は，男性も便座に座って排尿する，トイレの後は手を洗う，体液や血液が付いた衣類などは他の物と分けて二度洗いするなど，患者さんと家族の，ほんの少しの工夫で，安心して治療を受けることができます。

美容やおしゃれについて（Q35～38）

　がん治療は，多様な副作用や後遺症を引き起こします。例えば，乳がん患者さんの場合，手術によって，乳房の変形や喪失が起こります。抗がん薬では，毛髪だけでなく全身の脱毛，手足症候群，皮膚や爪の障害などが現れます。これらの容姿の変化は，患者さんの生命を脅かすことはありませんが，生活や今後の生き方に大きく影響します。医療者は，治療計画を理解し，患者さんに起こるさまざまな容姿の変化を予測しながら支援する必要があります。

　脱毛は，抗がん薬治療が終了すれば，個人差はあるものの発毛します。しかし，一度失った乳房は再生しません。乳がん患者さんが，乳房再建という方法で乳房の膨らみを取り戻し，女性としての自信をもち，前向きな気持ちになることを支援するために，医療者は乳がんと乳房再建に関する知識が必要になります。脱毛においても，一定期間，患者さんはつらい経験をします。現在，脱毛を予防する方法は確立されていません。使用する抗がん薬の種類や量によって脱毛の程度は異なりますが，患者さんには脱毛に対する心の準備が必要です。また，子どもの運動会や卒業式，結婚式といったイベントへの参加や，いまの生活を維持するためにウィッグや帽子などの準備も必要になります。これらを購入することで経済的負担を招く可能性があります。眉毛やまつ毛がなくなり，外出の機会が減る患者さんもいます。一方で，仕事をしている患者さんは，どのようなメイクがいいのか，つやを良くするためのスキンケアの方法などの悩みを生じます。

　スキンケアの基本は，皮膚の清潔・保湿・保護ですが，男性患者さんの場合はスキンケア習慣がないので，ケアを継続することは難しいことが多いです。医療者は，患者さんの気持ちや希望，容姿の変化に対する取り組み方などを把握しながら，患者さんらしい容姿の変化に対応できる力が持

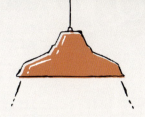

てるように支援することが大切です。
　Q35〜38では，患者さんの美容に関する疑問に応えるための基本的な内容を解説します。

参考文献
1) American Cancer Society, 2015：Nutrition for the Person With Cancer During Treatment: A Guide for Patients and Families
2) American Cancer Society：Caring for the Patient With Cancer at Hpme：A Guide for Patients and Families, 2015

▶その他のギモン Q39〜41

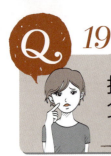

Q19 抗がん薬治療を受ける患者は生ものを食べてはいけないのですか？

A 抗がん薬治療を受けているという理由だけで，生ものが禁止されることはありません。家庭で手作りしたヨーグルトや塩辛などは，どのような菌を一緒に増やしているかわからないので，摂取を避けるほうがよいかもしれませんが，一般的な食中毒の注意事項が守られていれば心配はありません。注意すべきは調理や食事前の手洗いです。食中毒の原因菌の多くは手から食事に混入します。また，けがをして絆創膏を貼った手には菌が繁殖していることがありますので，使い捨ての手袋を使用するようにしてください。調理に使用するふきんや包丁，まな板も清潔にしておく必要があります。生の魚や肉を切ったまな板や包丁は，きれいに洗ってからほかの調理に使用しましょう。

なぜ「生もの禁止」といわれる？

　一般に「抗がん薬治療中は生もの禁止」と言われるのは，骨髄抑制という副作用が起こり，白血球が少なくなってしまうためです。白血球減少には時期があり，治療中ずっと白血球が少ないわけではありません。白血球が1,000（個／μL）以下の時期が長く続くと重篤な感染症にかかるリスクが高くなります。多くの場合，白血球減少が深刻化するのは白血病など血液がんの治療中です。白血病患者の治療中に生ものを摂取することが感染リスクを高くするかを調べて，問題ないと結論づけている発表もあります[1]。白血球の数値は採血検査をしなければわからないので，どのような時期に感染に注意が必要か，生ものを摂取しても良いかは担当医師，薬剤師，看護師に相談するとよいでしょう。

　食中毒の予防や手洗いのポイントは図1，2のように，厚生労働省の

Chapter 2　患者の知りたい生活上のあれこれ

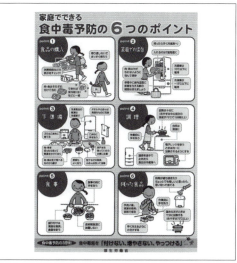

図1　食中毒予防のパンフレット

〔厚生労働省ホームページ：食中毒（http://www.mhlw.go.jp/stf/seisakunitsuite/bunya/kenkou_iryou/shokuhin/syokuchu/index.html）より引用〕

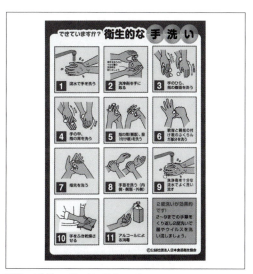

図2　手洗いのパンフレット

〔厚生労働省ホームページ：食中毒（http://www.mhlw.go.jp/stf/seisakunitsuite/bunya/kenkou_iryou/shokuhin/syokuchu/index.html）より引用〕

ホームページなどでも参照することができます。

なぜ感染が起こりやすいか

　抗がん薬治療の副作用に「骨髄抑制」があります。骨髄は血液(赤血球，白血球，血小板など)が作られるところです。抗がん薬の影響で，骨髄が一時的に血液を作る機能が弱くなり，結果的に血球が少なくなります。感染が起こりやすくなるのは白血球が少なくなるからで，赤血球が少なくなれば貧血の状態になり，血小板が少なくなると出血しやすくなります。白血球は，顆粒球，単球，リンパ球などから構成されており，顆粒球のうちの好中球というものが体の中の細菌や異物と戦っています。この好中球の数が少なくなる時期が感染しやすい時期になります。好中球の寿命は1日くらいですが，体の中に蓄えられている好中球が数日間は残っています。しかし，抗がん薬投与により骨髄の機能が一時停止してしまうため，おおむね7日から10日後に「品薄」ともいえる時期を迎えます。

　ただし，骨髄は一時停止するものの，必ず回復をします。この，回復を待って次の治療が開始されます。この一連の流れのなかで，白血球が最も少なくなることを底値(nadir)といい，このnadirから2, 3日で回復するようであれば多くの場合は重篤な感染症にかかることはありません。しかしながらnadirの時期が1週間以上続くと重篤な感染症を心配しなければなりません。多くの場合入院による治療が必要になります。このように長期に渡って白血球(好中球)が少ない状態になるときには感染が起こりやすいと考えられ，生ものは控えるべきです。

参考文献
1) 厚生労働省：食中毒(http://www.mhlw.go.jp/stf/seisakunitsuite/bunya/kenkou_iryou/shokuhin/syokuchu/)
2) 日本造血細胞移植学会編：造血細胞移植ガイドライン，移植後早期の感染管理，第2版：2012.4.
3) 矢野邦夫：ねころんで読めるCDCガイドライン，メディカ出版，2007.3.
4) Gardner A, et al : Randomized comparison of cooked and noncooked diets in patients undergoing remission induction therapy for acute myeloid leukemia. J Clin Oncol, 26 (35) : 5684-5688, 2008

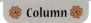

貧血=鉄分を摂る。では，白血球は増やすことができる？

よく貧血のときにレバーを食べるなどといいますが，これはレバーが豊富に鉄分（ヘモグロビン）を含むので，赤血球の材料になるからです[1]。しかし残念ながら，食事内容で白血球を増やすことはできません。

骨の中の骨髄とよばれるところで，造血幹細胞という細胞が赤血球や，白血球，血小板などに成長します[1,2]。赤血球ができる過程で必要な鉄分が不足すると貧血になりやすいのですが，白血球には，赤血球に対する鉄分のような存在の栄養素がありません。

治療の過程では，白血球が自然に増えるのを待つことが多いです。場合によっては，白血球を増やす注射薬が医師の判断で処方されることもあります。この注射薬が必要なときは，ガイドライン[3]に基づき医師から処方されます。

参考文献
1) 八幡義人：絵でわかる血液の働き，講談社サイエンティフィク，2004
2) 毛利博：トコトンやさしい血液の本，日刊工業新聞社，pp10-19，2006
3) 日本癌治療学会・編：G-CSF適正使用ガイドライン2013年版，金原出版，2013

（岩本 寿美代）

Ⅱ 日常生活のギモン ①食事や嗜好品について

Q20 入院中は病院で出される食事以外は食べてはいけないと思っていました。

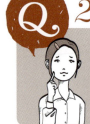

A 抗がん薬治療を行うからという理由での食事制限は特にありません。ただし，糖尿病，心疾患，腎疾患など，もともとの病気で食事に制限がある場合は医師の指示に従う必要があります。抗がん薬の副作用で食欲不振や味覚に変化がある場合，匂いや，味付け，好みのものをタイムリーに提供できないなどの理由で病院の食事だけではつらい方が多いです。抗がん薬治療中は「食べたいものを，食べたいときに，食べたいだけ食べることができる」と，考えていただいていいでしょう。

抗がん薬治療により食欲不振があるときには，はっきりした味付けのもの，さっぱりしたもの，のどごしのよいものなどが食べやすいようです。

 がん患者さんが食べやすいもの

食欲不振があるときには，下記のような物が食べやすいとされています。

①はっきりした味付けのもの（味覚や嗅覚に変化があるときなど）

　カレーライス，ラーメン，焼きそば，味噌汁や味噌煮，照り焼き，ハンバーガーなど

②さっぱりしたもの（胃が重く，消化不良のような感じがあるときなど）

　フルーツ，サンドイッチ，ポテトサラダ，お寿司，スープ，温泉卵，冷やし中華など

③のどごしのよいもの（口の中がザラザラする，唾液が少ないときなど）

　ゼリーやプリン，アイスクリーム，茶碗蒸し，冷奴，蕎麦やそうめんなど

おいしく楽しく食べる

「看護師さんから『カップ麺やスナック菓子を食べてもいい』と言われて驚きました。栄養が偏るのではないかと心配になりました」——患者さんやご家族に食事の工夫についてご説明するとこのような反応が返ってくることがあります。特に，ジャンクフードといわれる食品は健康に良くないのであまり食べないようにしてきたという食習慣の方がこのような不安をもたれることがあります。患者さんやご家族がそれまでどのような食生活をしてきたかや嗜好にもよるでしょう。

抗がん薬治療中，ポテトチップスやおせんべいは味がはっきりしているため食べやすい方が多いですし，カップ麺も同様です。まったく食べられないよりは，一時期はそのような食品を食べることもよいでしょう。治療が終わって食欲が出れば，もとのような食生活に戻れるからです。食べることは楽しみのひとつですので，ジャンクフードとよばれるものでも「おいしい」，「楽しい」と思って食べることを優先すべきです。

参考文献

1) 山口建・監：がんよろず相談Q&A 第3集；抗がん剤治療・放射線治療と食事編．静岡県立静岡がんセンター，2007．
2) 山口建・監：がんよろずQ&Aシリーズ 症状で選ぶ！がん患者さんと家族のための抗がん剤・放射線治療と食事のくふう．女子栄養大学出版部，2007．
3) 財団法人がん研究振興財団：食事に困ったときのヒント（がん治療中の患者さんとご家族のために）苦しい時の症状別Q&A．がん研究振興財団，2009
4) 比企直樹，他：がん研有明病院の抗がん剤・放射線治療治療に向き合う食事．女子栄養大学出版部，2014．

Q21 食べられないから体重がどんどん減っています。体力が落ちるのではないかと心配です。

A 体重減少が心配な患者さんには「ダイエットの敵を召し上がってください」とお伝えしています。一度に多くの量を摂取するのがつらいときは，盛り付けのお皿を小さくする，少量でカロリーの高いもの（アイスクリームなど）を間食に取り入れるなどすると効果的です。また，糖質（ごはん，パン，麺類，芋類など）はエネルギーのもとですし，蛋白質（肉，魚，乳製品，卵，豆類など）は体力回復を助けてくれます。最近は栄養補助食品も多く市販されています。介護用品のホームページなども活用すると目的別に食品が選択でき，配送もしてくれるので，入手しやすいです。このとき，カロリーを摂るため，蛋白質を摂りたい，水分摂取を効率よくしたいなど，目的をもって食品を探すとよいでしょう。

食事を楽しむことが大事

　体重や体力の低下を心配するあまり「食べなければ」と思いすぎるとかえってプレッシャーになり，食べられなくなることもあります。何より「食事の時間がつらい」ではなく，「食事を楽しむ」工夫をしてください。治療の副作用で食べられないときには少し詳しく原因を考えてみましょう。原因によって対処方法が異なります(表)。一般に，食後すぐに横になると消化の妨げになるといわれていますが，抗がん薬治療による吐き気があるときにもその症状は強くなってしまいます。少なくとも30分，可能であれば2時間程度は座って過ごしましょう。また，治療直前に消化の悪いものを食べると症状が増強しやすいので避けましょう。

表　副作用により食事ができないときの対処法

原因と症状	対処方法のコツ
原因） 抗がん薬の副作用 症状） 悪心，嘔吐，食べ物や，その他のにおいで症状が増強する，とにかく「食べたい」と思わない	①制吐剤を上手に活用する 　医師，薬剤師，看護師に抗がん薬専用の吐き気止めを使っているか確認しましょう。もし，すでに処方されていた場合は，追加で服用できる薬がないか相談してみましょう。 ②症状が治まるのを待つ 　抗がん薬の副作用による症状は数日で治まります。この時期に無理に食べようと頑張ると嘔吐してしまい，次のコースへのイメージが悪くなって新たな悪心・嘔吐を誘発してしまいます。食べやすい食品があれば，食べたいときに少量ずつ摂取しましょう。また，少しずつでよいので水分は摂るようにしましょう。 ③適度な運動を取り入れる 　抗がん薬治療による倦怠感は食欲を減退させます。ふらつきやめまいがあるときは安静にする方がよいですが，過度な安静は症状を増強させるため，軽い散歩などの運動を取り入れてみましょう。 ④不快なにおいを取り除く，好みのにおいを準備する 　においが症状を増強させることがあります。室内にある不快なにおいのものは取り除きましょう。また，好みのにおいのものを枕元に置くなどして，リラックスできる環境を整えましょう。このとき，同室の別の患者さんにとって不快にならないように配慮してほのかな香りを楽しみましょう。
原因） 予期性の悪心・嘔吐 症状） 「明日から抗がん薬治療が始まる」と思うと吐き気がする	①抗がん薬＝嘔吐というイメージを強くもたない 　これは一般的なイメージです。確かに20年ほど前までは抗がん薬専用の制吐剤がなかったので，多くの患者さんが苦しんでおられました。でも，1990年代後半より抗がん薬専用制吐剤が使用できるようになり，かなりコントロールできるようになりました。また，イメージ先行の悪心・嘔吐には抗不安薬などが効果的です。感じている症状を医師・薬剤師・看護師に相談してみましょう。 ②1コース目のコントロールをしっかり行う 　治療の1コース目に悪心・嘔吐があった患者さんでは，2コース目が始まる前からこのような症状がでることがあります。前回の治療のつらい体験を思い出してストレスが増強するためです。このような場合も抗不安薬が効果的です。また，リラックスする工夫もとても大切です。1コース目の体験はとても重要なものです。もし，1コース目が辛かった場合は，2コース目の制吐剤の種類や使い方を医師・薬剤師・看護師に相談しましょう。

（次頁に続く）

(表のつづき)

原因) 便秘 症状) 便秘により消化管の動きが悪くなると悪心・嘔吐が増強する。排便がない，噴水のような嘔吐がある，吐物に便臭がある	①下剤を使用する 　抗がん薬や制吐剤，医療用麻薬などの痛み止めの副作用で大腸の動きが緩慢になり，排便コントロールが乱れることがあります。排便がないと，食欲が低下してしまいます。緩下剤（便を柔らかくする）や下剤（腸を動かす）などの薬剤を使用しましょう。 ②食物繊維や水分を摂る 　不溶性食物繊維を多く含む野菜や根菜，豆類などを摂取してみましょう。また，水分摂取量が少ないと便が硬くなり出にくくなります。 ③運動する 　治療中の療養生活のなかでは，運動不足になりがちです。激しい運動はできませんが，散歩やラジオ体操などの軽い運動を日常生活に取り入れましょう。

(榮木実枝・監；見てできる臨床ケア図鑑；がん看護ビジュアルナーシング，学研メディカル秀潤社，2015をもとに作成)

 患者さんの身近な方に伝えたいこと

　心配のあまり，食べて欲しいと思い，勧めすぎると患者さんにとってプレッシャーになることがあります。そんなときは，ご家族などが召し上がっているものを一口患者さんにも試してみてもらうとよいでしょう。もしかしたら，食べやすい食品がみつかるかもしれません。また，病院のベッドという狭い空間の中一人で食事に向き合うよりも，誰かと一緒だと食が進むことが多いようです。盛りつけや，雰囲気で「食事を楽しむ」ことができるようにサポートしてくださるとよいでしょう。

参考文献
1) 山口建・監：がんよろず相談Q&A 第3集；抗がん剤治療・放射線治療と食事編. 静岡県立静岡がんセンター，2007
2) 山口建・監：がんよろずQ&Aシリーズ　症状で選ぶ！がん患者さんと家族のための抗がん剤・放射線治療と食事のくふう. 女子栄養大学出版部，2007
3) 財団法人がん研究振興財団：食事に困ったときのヒント（がん治療中の患者さんとご家族のために）；苦しい時の症状別Q&A. 2009
4) 比企直樹，他：がん研有明病院の抗がん剤・放射線治療治療に向き合う食事. 女子栄養大学出版部，2014
5) 榮木実枝・監：見てできる臨床ケア図鑑；がん看護ビジュアルナーシング，学研メディカル秀潤社，2015

Q22 サプリメントや健康食品を摂取してはいけないのですか？

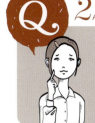

A 健康食品は，身体の中で薬と同じような働きをする可能性や他の薬の働きに影響を及ぼす可能性があります。また，天然物質，食品・食物であることは，安全であることと同じ意味ではありません。健康食品は効果があるのかどうかを検証する取り組みが始まっていますが，今のところ，がんの予防や治療，副作用の軽減などに関して，確実に有効性が証明されたサプリメントや健康食品はありません。サプリメントや健康食品について迷ったら，主治医，薬剤師，看護師，栄養士，サプリメントアドバイザーなどに相談しましょう。

健康食品とは

健康食品の法律上の定義はなく，一般的には健康に関する効果や機能を表示して販売・利用される食品全般（栄養補助食品，健康補助食品，サプリメントなど）を指しています。そのなかには，科学的根拠に乏しいだけではなく，健康被害を引き起こすものもあります。このような「健康食品」に対する国の制度として，国が定めた安全性や有効性に関する基準等を満たした「保健機能食品」があり，科学的根拠がはっきりしない「いわゆる健康食品」と区別されています(図1)。

特定保健用食品とは

特定保健用食品（通称：トクホ）とは，健康の維持増進に役立つことが科学的根拠に基づいて認められた食品です。血圧，血中のコレステロールなどを正常に保つことを助けたり，おなかの調子を整えたりするのに役立つ，などの特定の効用を表示することができます。製品ごとに，食品の有

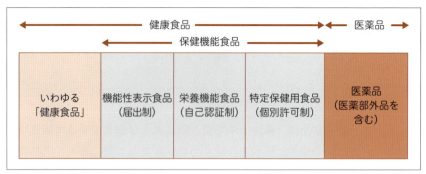

図1　食品と医薬品の区分

効性や安全性に関する臨床試験を行って，国の審査を受け，許可を受けたものだけが特定保健用食品として販売できます。特定保健用食品には，許可マーク(図2)が付されています。

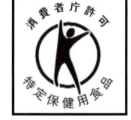

図2　特定保健用食品の認可マーク

栄養機能食品とは

一日に必要な栄養成分(ビタミン，ミネラルなど)が不足しがちな場合に，その補給のために利用される食品です。すでに効用が確認された栄養成分を一定量含む食品であれば，特に届出などをしなくても，国が定めた表現によって機能性を表示することができます(マークはありません)。しかし「栄養機能食品」と表示してあっても，すべての栄養成分がバランスよくとれるわけではありません。また，複数の栄養機能食品をとるときには，特定の栄養成分のとりすぎにならないように注意することも大切です。

機能性表示食品とは

2015年4月から，新しく機能性表示食品制度が始まりました。トクホは，国が有効性と安全性の審査を行うのに対して，機能性表示食品は，それを製造販売する者が自らの責任において，科学的根拠に基づいた機能性を表示した食品であり，科学的根拠が判断できない「いわゆる健康食品」

と区別するための制度です。機能性表示食品は，販売前に安全性および機能性の根拠に関する情報などが消費者庁へ届け出られます。

 サプリメント・健康食品に迷ったら

　市場にはさまざまな健康食品が流通し，テレビ，雑誌，インターネットなどでは健康食品の情報があふれていますが，健康食品が原因で体調を崩す場合もあります。また治療中の薬との飲み合わせの可能性もあります。サプリメントや健康食品について迷ったら，主治医，看護師，薬剤師，栄養士に相談しましょう。また，健康食品について正しく理解できる手助けをするのがサプリメントアドバイザーです。

　サプリメントアドバイザーとは，健康食品やサプリメントについて，個人の栄養状態などを考慮しながら専門的なアドバイスを行うための資格です。国家資格ではありませんが，一定の講習を受け試験に合格して認定されます。サプリメントアドバイザーは栄養士，薬剤師などの資格保有者も多く，健康食品販売店や薬局などで，健康食品を購入する際の手助けを行います。

 健康食品・サプリメントの正しい情報源

　国立健康・栄養研究所は，「健康食品」の安全性・有効性情報をインターネットで提供しています。健康食品や食品成分に関して，科学的根拠に基づく安全性・有効性情報が提供されています。

健康食品の有効性・安全性情報　https://hfnet.nih.go.jp/

Q23 抗がん薬治療中には，タバコやお酒をやめなければいけませんか？

A 禁煙，禁酒は必ず行ってください。ただし，お酒については，少量のお酒（1日にコップ1〜2杯のビール）なら禁止しないと言われる医師もあるかと思いますので，病気と治療の関連を踏まえた担当医の判断を聞いてみましょう。

 禁煙・禁酒は絶対？

喫煙は肺がん，喉頭がんなど多くのがんの原因となります。子宮頸がんや口腔内のがんでは，過去に喫煙していた人も禁煙することでがんのリスクが下がるといわれています。お酒も同様に喉頭がん，食道がんなどのリスクファクターになります。禁煙・禁酒はがん予防という意味で大変意義があります。

ニコチンおよび一酸化炭素はどちらも血管収縮，上皮化の阻害，および細胞を低酸素状態にさせることで，術後の傷の治りを悪くすることがわかっています[1]。頭頸部がんの患者さんが放射線療法中に喫煙を継続した場合，治療効果や生存率が低くなったという報告や[2]，早期頭頸部扁平上皮がん患者さんの喫煙と飲酒が二次発がんに関連があるという報告もあります[3]。また，抗がん薬治療中の喫煙は肺や心臓への悪影響が大きく，副作用を増強させるおそれもあります。「タバコを我慢するストレスで病気によくない」と言われる方もありますが，禁煙はぜひ実現させてください。

お酒についてですが，これも禁酒が理想的です。アルコール摂取は，肝臓に負担をかけるので薬の代謝に悪影響を与えます。薬物の代謝を阻害・促進すると，思うような効果が得られずまた副作用が増強する可能性もあります。これは抗がん薬治療中でもいえることです。

長年親しんでおられた嗜好品であるとは思いますが，禁煙・禁酒をおすすめします。

Cancer information Japan のがん情報サイトではがん医療における喫煙という Web ページで禁煙の方法などについても詳しく説明しています（http://cancerinfo.tri-kobe.org/pdq/summary/japanese-s.jsp?Pdq_ID=CDR0000062858）。また，国立がん研究センターがん対策情報センターの Web ページ（「がん情報サービス：喫煙とがん」：http://ganjoho.jp/public/pre_scr/cause/smoking.html）も参考にされるとよいでしょう。

参考文献

1) Gritz ER, et al : Treating nicotine addiction in high-risk groups and patients with medical co-morbidity, (Orleans CT, Slade J, eds) Nicotine Addiction: Principles and Management, Oxford University Press, pp279-309, 2003
2) Browman GP, et al : Influence of cigarette smoking on the efficacy of radiation therapy in head and neck cancer. N Engl J Med, 328 (3) : 159-163, 1993
3) Do KA, et al : Second primary tumors in patients with upper aerodigestive tract cancers: joint effects of smoking and alcohol (United States). Cancer Causes Control, 14 (2) : 131-138, 2003

Ⅱ 日常生活のギモン ①食事や嗜好品について

口内炎が痛くて食べることができません。何かよい方法はありますか？

口内炎は，まず起こさせない，あるいは少しでも軽度にとどめる予防ケアが重要です。それでもできてしまったときには痛み止め薬の使用について医師に相談しましょう。また，乳製品などのように刺激の少ない食事を摂るようにしましょう。刺激の強い食事・嗜好品としては香辛料や酸味，フルーツの一部（柑橘類やキウイなど），調味料による濃い味つけのもの，お酒，タバコなどがあります。

パサパサした食品よりも水分を多く含むものの方が食べやすく，ミキサーでペースト状にする，またはゼリー状にするなど，食事形態の工夫もしてみてください。熱すぎる，冷たすぎるものも刺激になることがあるため，人肌程度に冷ますとよいでしょう。

口腔粘膜炎の最重要事項

口腔粘膜炎は予防ケアが最重要です。起こさせない，少しでも軽くするケアを日常的に行うことで予防が可能です。予防ケアのポイントは「清潔・保湿・低刺激」です。予防ケアについて表1 で説明していますので参照してください。また，できてしまった口腔粘膜炎の対処ケアも表2 に示しています。粘膜炎の痛みで口腔内の清潔ケアが実施しにくくなっている場合には，サポートが必要です。歯科とも連携して，予防ケア，対処ケアについて患者さんに実施していただくとよいと思います。

口腔粘膜炎出現時の食事は「刺激の少ないもの」を選択するとよいです。牛乳などの乳製品が嫌いでなければ，市販の栄養補助食品で乳製品に近いものは痛みを感じることなく摂取できることが多いです。また，食事がとりにくくなっているときには水分摂取量が減少することも多いため，十分

表1　予防ケア

清潔ケア	・鏡を利用して口腔内を観察する ・毎食後30分以内，就寝前の歯磨きをする ・こまめにうがいをする ・義歯の清潔を保持する ・歯垢を除去するためのブラッシングをする ・舌のブラッシングをする
保湿ケア	・こまめに水分補給またはうがい（水または，保湿剤含有のうがい薬によるうがい）をする ・保湿剤を活用する ・リップクリームなどにより口唇を保湿する
刺激の回避	・発泡剤を含有しない歯磨き剤を使用する ・アルコールや，ポビドンヨード，クロルヘキシジンを含有しない歯磨き剤，洗浄液やうがい薬を使用する ・強すぎるブラッシングを避ける ・禁酒，禁煙する ・香辛料など刺激物の摂取を避ける ・熱い食品，冷たい食品の摂取を避ける

表2　対処ケア

清潔ケア	・鏡を利用して口腔内を観察する ・毎食後30分以内，就寝前に歯磨きをする ・舌ブラシや，粘膜清掃用スポンジブラシによる舌と粘膜の清潔を保持する ・ヘッドの小さい歯ブラシや粘膜清掃用スポンジブラシを活用する ・刺激の少ない歯磨き剤，洗浄剤を使用する（生理食塩水によるうがいなど） ・舌苔など，真菌感染のある場合は抗真菌薬を処方してもらう
保湿ケア	・こまめな水分補給またはうがい（水または，保湿剤含有のうがい薬によるうがい） ・保湿剤を活用する ・リップクリームなどで口唇を保湿する
疼痛コントロール	・NSAIDsやアセトアミノフェンを処方してもらう ・オピオイドの処方を検討してもらう ・局所麻酔薬（キシロカイン®など）を含有したうがい薬を処方してもらう ・口唇の乾燥を予防する
食事の工夫	・薄めの味つけにする ・香辛料，酸味など刺激物を避ける ・パサパサせず水分を含む食事を工夫する ・刻み食，ペースト食，ゼリー寄せなど食事形態を工夫する ・栄養補助食品を利用する ・禁酒，禁煙する

な水分を摂取できるよう工夫する必要があります。食事や水分が摂れないときには医療機関に連絡してください。支持的な治療が必要になることもあるため，外来治療や在宅療養中の患者さんやご家族には医療機関にかかるタイミングについて十分に説明しましょう。

参考文献
1) 日本頭頸部癌学会：日本頭頸部癌診療ガイドライン2013年版，金原出版，2013
2) 濱口恵子，他：がん化学療法ケアガイド－治療開始前から始めるアセスメントとセルフケア支援 改訂版，中山書店，2012
3) 榮木実枝・監：見てできる臨床ケア図鑑「がん看護ビジュアルナーシング」，学研メディカル秀潤社，2015

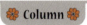

お酒が人生の楽しみ

　臨床現場におりますと「余命いくばくもないのだから，人生の楽しみを奪わないで」と，お酒やタバコをやめることによるQOLの問題が生じることがあります。場合によっては，少しのお酒やタバコも許容されることがあるのかもしれません。一方で，人の命の重みは同じなので「治療をするからにはより安全に，効果を得ることを目的とする」という考え方の医療者もいます。

　このような場合，患者さんと向き合ってご本人の価値観，人生観などを大切にした話し合いができればよいのではないかと思います。なかには担がん状態にあることを受け入れられず「治療をしてほしい。治りたい」と願う傍で，自暴自棄になったり，ストレス回避のためにお酒やタバコを続ける方もあります。そんな時はその患者さんがどのように過ごしたいと思っておられるかよく聞いて，患者さんが最終的な選択をするときの情報に偏りがないように心がけています。この件について，どんなサポートをすることが正しいのか？　答えはみつかりませんが，それぞれの患者さんの人生を大切にすることを第一に選択したいと思います。

（岩本　寿美代）

Q25 抗がん薬治療中はグレープフルーツを食べてはいけないと聞きました。本当ですか？

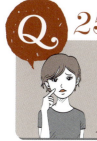

薬の組み合わせによっては，飲み合わせ（相互作用）が起こり，薬の効果を強めたり弱めたり，副作用を起こすことがあります。同じように，食物，健康食品，サプリメントなども，薬の効果に影響することがあります。また，薬は食後に服用することが多いのですが，胃の中に食べ物があるときに服用すると，吸収が悪くなったり，良くなりすぎる薬もあります。

グレープフルーツと薬の飲み合わせ

　服用した薬は，主に小腸から門脈を通って吸収され，肝臓を通って体に拡がります。薬は体にとって異物であり，肝臓，消化管粘膜，肺，腎臓などで代謝（分解・解毒）されて体外へ排出されます（図）。また，一部の薬は，有効成分が肝臓から腸管に排泄され，腸管から再吸収されたり，体外に排出されたりします。薬の分解には，チトクローム P450（CYPs）とよばれる酵素が重要な働きをしますが，特にCYP3A4は多くの医薬品の代謝に関係しており，相互作用を考えるときに重要な酵素です。CYP3A4は，肝臓に約30％，消化管に約70％が分布しており，消化管でCYP3A4による代謝を受けて分解されることが，その薬効に大きく影響します。グレープフルーツに含まれるフラノクマリン類は，消化管のCYP3A4の働きを阻害して薬の分解を阻害するため，血液中に入る薬の量が多くなり，薬が効きすぎて副作用が起きてしまう可能性があります。グレープフルーツの相互作用は3〜7日間持続するとの報告があり，同時に摂らなければよい，というわけではありません。CYP3A4による薬の代謝は個人差があり，グレープフルーツ中のフラノクマリンの量も一定していないため，

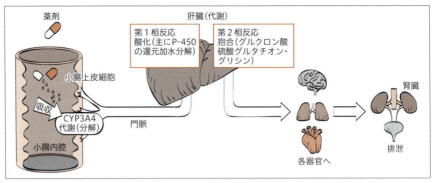

図　薬物の吸収・代謝・排泄の仕組みと小腸上皮細胞における代謝の仕組み

表1　CYP3A4に影響を与える薬や食品との相互作用が報告されている抗がん薬の例

・アフィニトール（エベロリムス）	・タイケルブ（ラパチニブトシル酸塩水和物）
・アムノレイク（タミバロテン）	・タシグナ（ニロチニブ塩酸塩水和物）
・イレッサ（ゲフィチニブ）	・タルセバ（エルロチニブ塩酸塩）
・インライタ（アキシチニブ）	・トーリセル（テムシロリムス）
・ヴォトリエント（パゾパニブ塩酸塩）	・ネクサバール（ソラフェニブトシル酸塩）
・カプレルサ（バンデタニブ）	・ファリーダック（パノビノスタット乳酸塩）
・カンプト, トポテシン（イリノテカン塩酸塩水和物）	・ボシュリフ（ボスチニブ水和物）
・グリベック（イマチニブメシル酸塩）	・ヨンデリス（トラベクテジン）
・ジャカビ（ルキソリチニブリン酸塩）	・ラパリムス（シロリムス）
・スーテント（スニチニブリンゴ酸塩）	・レンビマ（レンバチニブメシル酸塩）
・スプリセル（ダサチニブ水和物）	＊商品名（一般名）

　影響の大きさは一定ではありませんが，安全性を重要と考えると，CYP3A4に影響を与える薬や食品との相互作用が報告されている薬を服薬している間は，食べないほうがよいでしょう（表1）。

　ザボン（ブンタン，バンペイユなど），ダイダイ，スウィーティーもフラノクマリン類を含むため，グレープフルーツと同様に注意が必要です。オレンジ，温州ミカン，レモンには含まれておらず，飲み合わせの影響はありません。

Chapter 2 患者の知りたい生活上のあれこれ

表2 食事時間と服薬時間の注意がある抗がん薬の例

商品名（一般名）	用 法	理 由
アロマシン（エキセメスタン）	1日1回食後	食後の方が吸収が良いため
ヴォトリエント（パゾパニブ塩酸塩）	1日1回食事の1時間以上前または食後2時間以降	食後に飲むと吸収が良くなりすぎて，副作用に影響が出る可能性がある
ザイティガ（アビラテロン酢酸エステル）	1日1回空腹時，食事の1時間前から食後2時間までの間の服用は避ける	食後に飲むと吸収が良くなりすぎて，副作用に影響が出る可能性がある
ジオトリフ（アファチニブマレイン酸塩）	1日1回空腹時，食事の1時間前から食後3時間までの間の服用は避ける	食後に飲むと吸収が悪くなり，効果が下がる可能性がある
ゼルボラフ（ベムラフェニブ）	1日2回，食事の1時間前から食後2時間までの間の服用は避ける	食後に飲むと吸収が良くなりすぎて，副作用が強く出る可能性がある
タイケルブ（ラパチニブトシル酸塩）	1日1回，食事の前後1時間以内の服用は避ける	食後に飲むと吸収が良くなりすぎて，副作用に影響が出る可能性がる
タシグナ（ニロチニブ塩酸塩水和物）	1日2回12時間毎，食事の1時間以上前または食後2時間以降	食後に飲むと吸収が良くなりすぎて，副作用が強く出る可能性がある
タルセバ（エルロチニブ塩酸塩）	1日1回食事の1時間以上前または食後2時間以降	食後に飲むと吸収が良くなりすぎて，副作用が強く出る可能性がある
テモダール（テモゾロミド）	1日1回空腹時	食後に飲むと吸収が悪くなり，効果が下がる可能性がある
ネクサバール（ソラフェニブトシル酸塩）	1日2回，高脂肪食摂取時には食事の1時間前から食後2時間までの間を避ける	高脂肪食の後に飲むと吸収が悪くなり，効果が下がる可能性がある
ユーエフティー（テガフール・ウラシル）（一部用法）	ホリナート・テガフール・ウラシル療法：1日3回（約8時間ごと）食事の前後1時間を避ける	食後に飲むと吸収が悪くなり，効果が下がる可能性がある

（各薬剤添付文書をもとに作成）

 セントジョーンズワート

　セントジョーンズワート（St. John's wort，和名：セイヨウオトギリソ

ウ)は，ヨーロッパ原産の植物です。ヨーロッパでは，うつ状態に対する民間薬として使われてきた歴史があり，薬用植物として使用を承認している国もありますが，プラセボ以上の効果はないという報告もあります。日本では，うつ状態，更年期障害，イライラ感などに効果があるサプリメントとして販売されています。セントジョーンズワートは，薬物代謝酵素のCYP3A4を誘導して，薬の分解・排泄を促進して効果を減少させる可能性があります。グレープフルーツと逆の相互作用であり，CYP3A4に影響を与える薬や食品との相互作用が報告されている薬を服薬している間は，摂らないほうがよいでしょう(表1)。

食事の影響

薬は食後に服用することが多いのですが，一部の薬では，胃の中に食べ物があるときに服用すると，吸収が低下して効果が悪くなったり，吸収が良くなりすぎて副作用が起きやすくなることがあります(表2)。

参考文献
1) 国立健康・栄養研究所：健康食品の安全性・有効性情報(https://hfnet.nih.go.jp/)

Q26 抗がん薬治療中に食べてはいけない食品や食べたほうがよい食品はありますか？

乳製品，大豆，肉料理などを食べると「病気が良くなる」または「病気が悪くなる」などいろいろいわれますが，根拠は乏しいです。
　残念ながら，治療の目的での食事療法はないといえるでしょう。しかし，がん予防のための食事や生活の注意はいくつかあるので，健康を維持する目的での食事療法と分けて考えましょう。

大豆と大豆イソフラボン

　大豆イソフラボンが閉経後乳がんのリスクを低減することは知られています[1]。また，子宮体がんの一部は女性ホルモン（エストロゲン）による刺激に起因するといわれています。一部のエストロゲン依存性乳がんでは，低濃度で乳がんの増殖を促進し，高濃度で抑制することもわかっています。
　これまでは，エストロゲン受容体陽性乳がんで，特にタモキシフェンというホルモン剤を服用中の場合には大豆イソフラボンを含む食品やサプリメントは控えるようにいわれてきましたが[2]，一方で大豆イソフラボンを多く摂取すると再発や，乳がんによる死亡リスクが低くなったという報告もあります[3]。この報告での摂取量の目安は大豆蛋白で11g，また，大豆イソフラボンで40mgです。40mgの大豆イソフラボンとは概ね大豆30g，豆腐半丁，納豆50g，豆乳180mLそれぞれに含まれる程度の量です。普通の食事で大豆製品を極端に制限する必要はなさそうですが，積極的に摂取するとよいというほどの根拠はなく，担当医師と相談するとよいでしょう。国内の患者さん向けガイドラインでも，大豆イソフラボンの摂取に乳がんの発症や再発のリスクを低くする可能性があることについて説明されています[4]。

肉類は食べてもOK？

肉類については，WHOのIARCが，人に対する発がん性を認めるグループ1に加工肉製品を分類しています[5]。同様に赤身の肉〔牛肉，鹿肉，羊肉（ラム，マトン）など〕は直腸がんや結腸がんのリスクを高めるため，グループ2A（ヒトに対しておそらく発がん性がある）に分類されています。しかし，焼くなどの調理をするか，生で食べるかなどの調理方法による違いは明確ではありません。

ここでいう加工肉とは風味を高めたり，保存のために，加塩，硬化，発酵，燻製などの調理を加えたりした肉のことをいいます。ほとんどの加工肉製品は豚肉や牛肉を加工していますが，そのほかに血液や鶏肉，内臓などを含有することもあります。

また，ビタミンなどのサプリメントの摂取効果も積極的におすすめするほどの根拠はないようです。ただし，これら肉類のこと，ビタミンなどのサプリメントなどのことはすべて「予防」の観点からの話です。

根拠はまだ乏しい

がんにかかってから，また治療が始まってからは，内服抗がん薬治療時など「飲み合わせ」や「食べ合わせ」が問題になることがあります（Q25,

表　対処ケア

1条	たばこは吸わない
2条	他人のたばこの煙をできるだけ避ける
3条	お酒はほどほどに
4条	バランスのとれた食生活を
5条	塩辛い食品は控えめに
6条	野菜や果物は不足にならないように
7条	適度に運動
8条	適切な体重維持
9条	ウイルスや細菌の感染予防と治療
10条	定期的ながん検診を
11条	身体の異常に気がついたら，すぐに受診を
12条	正しいがん情報でがんを知ることから

〔がん研究振興財団：がんを防ぐための新12か条 (http://www.fpcr.or.jp/pdf/p21/12kajyou_2015.pdf)〕

101ページ参照)。しかし，残念ながら「がんを治すための食事療法」というものは，根拠に乏しくおすすめできるものはありません。また，一時期何かを食べたからといって「病気が悪くなる」ような食事内容も明確にはされていません。表に，がん研究振興財団が推奨しているがん予防の12か条を紹介します。がん患者さんにもこれらの注意を念頭においた生活を心がけてもらうことはよいと考えられます。

参考文献

1) Yamamoto S, et al：Soy, isoflavones, and breast cancer risk in Japan. J Natl Cancer Inst, 95(12)：906-913, 2003
2) Weigner WA, et al：Advising patients who seek complementary and alternative medical therapies for cancer. Annals of Internal Medicine, 137：889-903, 2002
3) Xiao Ou Shu, et al：Soy Food Intake and Breast Cancer Survival. JAMA, 302(22)：2437-2443, 2009
4) 日本乳癌学会・編：患者さんのための乳がん診療ガイドライン2014年版，金原出版，p156, 2014
5) WHO IARC：IARC Monographs evaluate consumption of red meat and processed meat. PRESS RELEASE No.240, 2015 (https://www.iarc.fr/en/media-centre/pr/2015/pdfs/pr240_E.pdf)

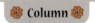

食べやすい食品を見つける

　何が食べやすいかなどは，治療の種類や患者さんによって異なるようです。これまでの嗜好と異なるものが食べやすい場合もあります。何が食べやすいかを探しているときに「1人分」として患者さんの食事を準備してしまうと「残さずに食べなければならない」など，プレッシャーに感じてしまわれることがあります。そんなときは，ぜひご家族や身近な方が召し上がっているものを一口でいいので患者さんにも味見してみてもらってください。もしかすると「おいしい」と感じることができる食品が見つかるかもしれません。

　実際に，抗がん薬治療による味覚の変化で何も食べる気にならなかった患者さんが，面会のお孫さん用の昼食だったハンバーガーとセットのポテトを「おいしい」と言って召し上がったことがありました。それまで「何も食べたくない」とおっしゃっていたので「まさかハンバーガーショップのポテト！」と，驚きました。

（岩本 寿美代）

Q27 味覚が変わってしまいました。何を食べても味がしません。もとに戻るでしょうか？

A 抗がん薬の副作用で嗅覚や味覚が変化してしまう時期があります。嗅覚の変化ではにおいがわからないという症状が出ますが，味覚は味がしない，甘みを強く感じる，塩気や醤油味が苦い，鉄の味がする，じゃりじゃりと砂を噛んでいるような感じがするなどの症状があります。これらはすべての場合に起こるわけではなく，使用する抗がん薬や患者さん個人によって症状が異なります。おおむね治療終了後の約1カ月頃から回復し始めるといわれています。自分が感じる症状について医師・薬剤師・看護師に相談しましょう。

味覚の変化の回復を助ける亜鉛

味覚の変化は舌にある味蕾細胞の障害，味覚を司る神経の障害が原因で起こります。また，口内炎や舌苔などによっても影響を受けますので，口腔ケアは重要です。亜鉛は味蕾細胞の回復に必要な栄養素で，カキや，豚のレバー，ビーフジャーキー，プロセスチーズ，にぼし，高野豆腐，松の実，カシューナッツ，アーモンド，ココアなどに比較的多く含まれています。

味覚変化への対処法

味覚の変化はさまざまな症状があるため，それぞれに対処方法を工夫しますが(表)，カレーライス，ソース焼きそば，マヨネーズ味のポテトサラダなどは多くの場合食べやすいようです。また，味がしない場合は味がしないことをポジティブに受け取ると，栄養補助食品なども抵抗なく摂取できることがあります。

表　症状別食事の工夫

味がしない	味がしないという患者さんも「においはわかる」という方が多いです。ゆずや生姜，ゴマ，酢，出汁，味噌，ソースなどの香りを楽しめるような工夫をしましょう。
甘みを強く感じる	味つけに砂糖やみりんを使用することを控え，塩，醤油，味噌などで濃い味つけにしてみましょう。柑橘類のさわやかな香りや，七味や辛子，ガラムマサラなどのスパイスを利用して風味を添えると摂取しやすいです。
塩気や醤油が苦い	味付けに塩，醤油を使用するのを控えます。酢が食べやすいようなら，マヨネーズ味が活用できます。また，ちらし寿しや稲荷寿しは食べやすいです。
鉄の味がする	鉄製の食器を使用しないで，木や竹でできたスプーンやフォーク，陶器の食器を使用してください。また，魚や肉の赤身は鉄分を含むので症状を強く感じるようです。
砂を噛んでいるような感覚	水分の少ない食品は症状を強く感じるようです。とろみのあるあんかけを利用したり，飲み物と一緒に摂取などするとよいでしょう。

参考文献

1) 狩野太郎：化学療法に伴う味覚変化への援助，がん看護，2014増刊，2014
2) Perry MC, et al : The Chemotherapy Source Book, 4th ed. Lippincott Williams & Wilkins, 2007

Q28 抗がん薬治療中です。抗がん薬は危ない薬だと聞きますが、家族に影響はありますか？

A 患者さんの体に入った抗がん薬は、尿、便、汗、涙、嘔吐物などの中に排泄されて体の外に出ていきます。最近では、抗がん薬治療の多くは、外来通院で行われています。また、自宅で抗がん薬の注射を行う場合や、内服の抗がん薬をのむ場合もあります。がん患者さんや家族は、いくつかの注意を守ることで、抗がん薬の曝露を防ぎ、安心して治療を受けることができます。

抗がん薬に素手で触れない

抗がん薬のカプセルや錠剤は、できるだけ患者さん自身で内服するようにしましょう。自宅で抗がん薬の注射を行う場合は、使用後の器具や残液に直接触れないように、使い捨ての手袋などを使用しましょう。また、器具や残液の処理、抗がん薬がこぼれたとき等の処理の方法は、治療をしている施設に聞いておきましょう。最後に、石けんなどを用いて、流水で手を洗いましょう。

抗がん薬投与終了後、48時間は注意

体の中に入った抗がん薬は、尿、便、汗、涙、嘔吐物などの中に排泄されて、体から出て行きます。抗がん薬が出て行ってしまうまでの時間には個人差がありますが、一般には、抗がん薬の大半が、投与終了から約48時間以内に排泄されるため、その間は注意が必要です。衣類・食器など身の回りのものについては、明らかに血液、尿、便、嘔吐物などによる汚染がある場合には注意が必要ですが、明らかな汚染がない場合には、通常の取り扱いを行います。明らかに汚染されたものを取り扱うときには、手袋を使用します。

洗濯について

抗がん薬がこぼれたり，血液，便，尿，嘔吐物などにより衣類やシーツが汚染されたりした場合には，他の洗濯物と分けて2度洗いします。明らかな汚染がない衣類等は，特別な取り扱いをする必要はありません。

トイレについて

抗がん薬の大半は，便，尿から体外に排泄されるため，周囲への飛散を最少にするように注意します。排尿は，男女とも洋式便器を使って座位で行い，フタをして水洗することで，尿の飛散を防ぐことができます。水圧が不十分なときは，2回洗浄します。これらに注意することで，安心して患者さんと家族が同じトイレを使うことができます。

入浴・シャワーについて

抗がん薬治療中も，特別なことがないかぎり入浴できます。入浴やシャワーで身体を清潔に保ち，皮膚をよい状態にしておくことは，感染予防の点からも大切です。抗がん薬治療患者さんの入浴による環境汚染についての調査はありませんが，汗の中に排泄される抗がん薬は非常に少ない量です。米国の患者さん向けの情報では，抗がん薬治療中の家族と同じ浴室を使うことは安全であるとしています。

参考文献

1) 日本がん看護学会，日本臨床腫瘍学会，日本臨床腫瘍薬学会・編：がん薬物治療における曝露対策合同ガイドライン2015年版，金原出版，2015
2) Polovich M：Safe Handling of Hazardous Drugs 2nd edition，Oncology Nursing Society，2011
3) National Institute of Health：Handling hazardous drugs safely at home
 (http://www.cc.nih.gov/ccc/patient_education/pepubs/hazdrugs_iv.pdf)

Q29 放射線療法をしています。家族は放射線に被曝しますか？子どもを抱くのが心配です。

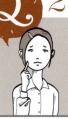

A 放射線療法には，体の外から放射線をあてる外部照射，体の中から放射線をあてる内部照射（密封小線源治療），非密封小線源治療があります。外部照射の場合は，放射線が体の中に残ることはないので家族が被曝することはありません。内部照射では，放射能をもつ密封線源が一時的に放射線を出しますが，体外に出てくるのはごく微量であり，全身が放射能をもつことはありません。非密封線源治療では，一定期間だけ特別な注意が必要な場合があります。

外部照射

外部照射は，体の外から放射線をあてて治療する方法です。治療による身体的な負担が少ないため，最近では多くの場合は外来治療で行われます。放射線をあてても体の中に残ることはないので，治療室を出た患者さんと接触しても家族が被曝することは全くありません。

内部照射（密封小線源治療）

密封小線源治療は，治療をしたい部位またはその近くに小さな放射性物質を埋め込む治療法です。一部の小線源治療では身体から放射線が出ることもありますので，医師に確認してください[1]。

非密封小線源治療

非密封小線源治療は，放射性物質を内服または注射して治療する方法であり，甲状腺がん，転移性骨腫瘍，悪性リンパ腫などに用いられます。使用される放射性物質は，ヨード，ストロンチウム，イットリウムです。ストロンチウム，イットリウムによる治療の場合は，周りの人には影響がほ

とんどありません。ヨードの場合は，周囲への被曝の影響が一定基準以下になるまで（通常3日間程度），放射線管理区域内の病室に入院する必要があります。これらの放射性物質は半減期が短く，時間とともにどんどん弱くなります。しかし念のため，医療者が説明する生活上の注意を，投与後の一定期間は守る必要があります。

参考文献
1) かん研究振興財団：知っておきたい放射線治療（http://www.fpcr.or.jp/pdf/p21/radiotherapy.pdf）
2) 池田恢・監，阿南節子，櫻井美由紀，他・編著：イラストでよくわかる放射線治療・放射線化学療法とサポーティブケア，じほう，2012
3) 日本放射線技術学会（http://www.jsrt.or.jp/data/）
4) 日本放射線腫瘍学会（https://www.jastro.or.jp/）

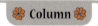

化学療法や放射線治療中はハグしても大丈夫？

　化学療法や放射線治療を受けている患者や家族は，大切な人とハグや軽いキスをするのは，相手に何らかの有害なことを及ぼすのではないかと心配になります。ですが，一般的にはハグ，軽いキスや子供を抱っこすることは，問題ありません。

　化学療法を受けた際，抗がん薬は患者の体内に約24時間から48時間とどまります。そしてその間，抗がん薬は患者の排泄物（尿，便），体液，汗などから検出されています。患者の身体を清拭する場合は，この間は手袋を着用し，その後に手を洗うことが勧められます。しかし，ハグや軽いキスでの接触は全く問題がありません。むしろ，つらい時期に，大切な人とハグや軽いキスなどの軽い接触は，患者にとって心地よいこととなります。ただし，化学療法中に男性が性行為を行う場合は，化学療法後の48時間はコンドームを使用する必要があります。また，本項で解説しているように，放射線治療の場合も一般的には身体の接触は問題ありません。

（阿南　節子）

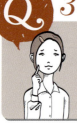

Q30 発熱があるとき，シャワーを浴びないほうがいいですか？

Ⅱ 日常生活のギモン ②入浴や排泄について

A 抗がん薬治療中は感染予防のためにシャワー浴や入浴を毎日行ってもらうように勧めています。発熱があるときにも，熱が下がっていて体を動かせる時間帯を見計らい，シャワー浴や入浴で清潔にしていただくほうがよいでしょう。

 感染経路や感染源

患者さん本人がもつ感染経路は手指，口腔，陰部，カテーテル挿入部など身体の清潔に関係するものが多いです。日常生活上に潜む感染源にはペット，植木や生け花，エアコンや浴室内のカビや緑膿菌などがあります。また，近親者の健康管理も重要です。日常生活に潜むものでは，清掃などを行うことで回避できます。

 清潔保持の重要性

血液がんなど感染予防が重要な患者さんには疾患，治療に伴う高熱があるときにも毎日シャワー浴をしてもらいます。固形がんでも，抗がん薬治療中の骨髄抑制により白血球が減少しているときには発熱を起こしやすいですが，この時期こそ清潔ケアが重要になります。発熱時の体調によると思いますが，重篤な感染症を予防するためにも毎日のシャワー浴を習慣にするとよいでしょう。

 実際の清潔ケアと注意点

①清潔ケア
・毎日のシャワー浴または入浴を実施する

- 食後30分以内と就寝前の歯磨きを行う
- 外出から戻ったときや，食事前，調理前，トイレ後，ペットなどと触れ合った後の手洗いを行う
- 体力が消耗しておりシャワーや入浴が危険な状態なときなど，シャワー浴や入浴は困難なときには無理強いせずに以下の清潔ケアを実施する
  - ＊身体を拭く
  - ＊ウォシュレットで陰部を清潔にする
  - ＊髪や足を洗う
  - ＊清潔な下着に着替える

②注意点
- 体調がすぐれず，浴室での転倒のリスクがあるときは，家族に付き添ってもらい安全を確保する
- 使用する石鹸や石鹸の受け皿は清潔にし，乾燥させる
- ボディーソープや，シャンプー・リンスの詰め替え時は継ぎ足しせずにボトルを乾燥させてから入れ替える
- 浴室の清掃，換気を十分に行い，カビなどを繁殖させないようにする

納得を得られない患者さんや家族への説明

　日本では「かぜをひいて熱があるときにシャワー浴や入浴をすると悪化する」という考え方がありました。これは，家庭に浴室がなく銭湯に通っていた時代の風習と考えられます。銭湯からの帰り道，せっかく温まった体が寒風吹きすさぶなか，家まで歩いて帰る途中で冷え切ってしまうこともあったでしょう。現代社会においてほとんどの家には浴室があり，シャワーや入浴後に冷えてしまうような状況にはないと思います。

　発熱時にシャワーや入浴を行うことに対して，患者さんやご家族の納得を得られない場合，抗がん薬治療を受けるときの清潔ケアの重要性を説明します。そして，患者さんやご家族が適切な行動が継続できるかを見届けるセルフケア支援が必要と考えます。

🔔 手洗い方法

　トイレの後は手を洗うものですが，消費者庁が実施した調査によるとトイレ後に手を洗わない人は15.4％もいるとのことでした。詳しくは，小便後のみ洗わない人が7.3％，大便・小便後ともに手を洗わない人は5.1％，大便後のみ洗わない人が3.0％というものでした[4]。また，トイレでの手洗い方法が簡単な水洗いだった場合には，ドアノブから菌が検出されたという報告もありました[5]。患者さんに説明するときに，手洗いを行うことだけでなく，「流水と石けんで十分に」という，手の洗い方についても説明する必要があります。

参考文献

1) 河野文夫・監：造血幹細胞移植時の看護，南江堂，2014
2) 濱口恵子，本山清美・編：ベストプラクティスコレクションがん化学療法ケアガイド，中山書店，2007
3) 日本造血細胞移植学会・編：造血細胞移植ガイドライン　移植後早期の感染管理　第2版，2012（http://www.jshct.com/guideline/pdf/kansenkanri.pdf）
4) 消費者庁：News Release（平成27年11月12日付）（http://www.caa.go.jp/safety/pdf/151112kouhyou_1.pdf）
5) 今留忍，他：看護学生の手洗い行動に関する一考察；トイレの取っ手・手指の汚染と意識調査を通して．杏林医会誌，32(4)：448，2001

Q31 人工肛門のガスをうまく調整できません。何かいい方法はありますか？

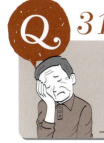

A 食事内容や食べ方の工夫，便通コントロールである程度調整できます。また，ガス抜き用の装具もあります。

排便とともにガスが出ることは自然なことです。しかし，オストメイトの方にとって，ガスを抜くタイミングや場所は仕事中，飛行機の中，温泉など公衆の場で困ることが多いようです。パウチに貼り付けてガス抜きができる器具もありますので，看護師に相談してみてください。

ガスを調整するための食事と食べ方

ガスが発生しやすい食品には豆や芋類，甲殻類，ビールやサイダーなどの炭酸を含む飲料，にら，チーズ，卵，ラーメン，キャベツなどがあります。反対にガスの発生を抑えてくれる食品には，乳飲料やヨーグルトなどです。ガスのにおいを強くしてしまう食品は，ニンニク，ネギ，にら，卵，魚などがあり，においを和らげてくれるものは，柑橘類，ヨーグルトなどです。

食べるときに一緒に空気を飲み込むとガスとして排泄されるので，ゆっくりよく噛んで食べること，食べながら話さないことなどを心がけます。

洋服を着たときのお腹周り

ガスでストーマのパウチが膨らんでしまった場合，衣服の中で邪魔になりますし，選び方にも制限が加わるかもしれません。このような場合，サポートベルトというものが使用できます。これは，幅・締め方でストーマ粘膜に刺激を与えてしまうことがあるので，看護師に相談するとよいでしょう。また，下着や洋服の圧迫や摩擦でストーマ粘膜が傷ついてしまう

ことも避けるべきです．ストーマを直接圧迫せずにパウチを目立たなくさせる工夫ができると，おしゃれも楽しむことができるでしょう．

飛行機

普通に乗ることが可能です．気圧が低いのでガスが出やすい状態になります．搭乗前にパウチを空にしておく，トイレに近い席にしてもらうなどチェックイン時に相談するとよいでしょう．

参考文献
1) wish-magazine：オストメイトの食事（http://wish-magazine.jp/food）
2) 蘂木実枝・監：見てできる臨床ケア図鑑：がん看護ビジュアルナーシング，学研メディカル秀潤社，2015
3) StomaCare（http://www.jwocm.org/web_stomacare/）

胃瘻は治療のパートナー

頭頸部がんの薬物療法では，放射線併用化学療法を行うことがあります．喉や舌などの病変に放射線を照射しながら同時に抗がん薬治療を行います．

このとき，放射線粘膜炎で痛みや誤嚥などを起こすため，一時的に食事摂取が難しくなることが多くあります．そのため，胃瘻を使用します．胃瘻はお腹に穴を開けて，直径1cmほどのチューブを留置し，直接胃に栄養剤や水分を注入するためのものです．最近は多くの栄養剤が市販されており，飲用するタイプのものや，ゼリー状のもの，胃のなかでゲル状に固まるものなど多種多用です．しかし「お腹に穴があく」と言われて怖くない方はいらっしゃらないと思います．胃瘻がどのようなものか，イメージがわかず不安が大きくなると，使用することも怖く感じたり，過敏になって注入中に吐き気が出たりする方もいます．ときには，患者さんの一番好きな花の名前などの愛称を付けて「胃瘻」という言葉を使わないようにしたりもします．胃瘻は治療中に身体を養ってくれる治療のパートナーであると感じていただけるとうれしいです．

（岩本 寿美代）

Q32 Ⅱ 日常生活のギモン ②入浴や排泄について

乳がんの手術後ですが，温泉や銭湯に入るときに抵抗があります。

A 乳がんの手術後，入浴時に傷が見えないようにするための「入浴着」といわれるものが市販されています（乳房再建についてはQ38（144ページ）で詳しく解説しています）。

専用入浴着の種類

入浴着には，フィギュアスケート選手の衣装の肌色部分のような素材でできているものや，ベアトップタイプ，ワンピースタイプ，パッド内蔵のタオルを首からかけて胸元をカバーできるものなどさまざまな種類があります。温泉についてはQ47（185ページ）も参照してください。

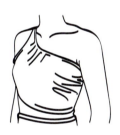 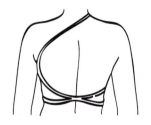

乳房パッド

乳房パッドには，スポンジタイプとシリコンタイプがあります。シリコンタイプの多くはいわゆる「ヌーブラ」のようになっています。スポンジタイプは安価で蒸れにくく，術後早期（退院直後）より使用できますが，重量が軽く上に上がってくる，体のバランスが取りにくいなどの欠点もあります。シリコンタイプですと適度な重量感によりズレにくく，バランスも取りやすいのですが値段が高くなります。シリコンタイプは傷の落ち着いてくる術後1カ月くらいから使用できます。ただし使用開始のタイミン

グは個人差がありますので，担当医・看護師に確認するとよいでしょう。

ブラジャー

　術式によって使用する下着の種類が変わります。乳房切除術後のブラジャーはノンワイヤーのものが多く，内側にシリコンパッドなどを入れるポケットがあります。これらはパッドと同じで術後1カ月くらいから着用できます。温存手術後に使用するブラジャーは，ノンワイヤーだけでなくワイヤー入りや，部分的にビーズなどでボリュームを調節できるようになっているものもあります。温存術後は退院後くらいからブラジャーを装着できます。そのほか，ブラつきキャミソールや，スポーツブラタイプ，カップつきのシャツなどもあり，着心地の良いものを選ぶとよいでしょう。パッドと同様に使用開始のタイミングについては，担当医・看護師に相談するとよいでしょう。

購入方法

　乳がん術後下着の専門店があります。各医療施設には専門メーカーのパンフレットを置いているところが多いです。最近はインターネットなどでも購入が可能ですが，試着はできないものの，体に合っていて着心地のよいものが見つかり，2枚目を購入するときや，試着後の返品・交換が可能な場合はインターネットでの購入もよいでしょう。

購入時のチェックポイント

　必ず試着をしてください。試着時には体をねじってみる，腕を上げたりして動かしてみるなど，体に合っているか，ズレないか，動きを妨げないかなどを確認してみてください。

参考文献
1) がん研有明病院乳腺センター：乳がんの治療をこれから受ける方のために，2011
2) 榮木実枝・監：見てできる臨床ケア図鑑　がん看護ビジュアルナーシング，学研メディカル秀潤社，2015

Q33 血小板の数値が低いときに歯ブラシを使用してもいいですか？ 入浴は可能ですか？

Ⅱ 日常生活のギモン ②入浴や排泄について

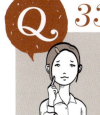

A 抗がん薬治療中は，骨髄抑制という副作用により白血球，赤血球とともに血小板も減少します。血小板が減少すると，出血しやすく，止血が困難な状態になります。しかし，血小板減少を理由に歯ブラシの使用や入浴制限があるのはまれなケースです。多くの抗がん薬治療では日常生活に制限が必要になるほどの血小板減少を来すことはありません。感染予防の意味も込めて，食後30分以内と就寝前の歯磨きと，シャワー浴または入浴を毎日行ってください。

 検査結果からの血小板減少の見方

　一般に血小板数の正常値は13〜40万/μLです。10万/μL以上あれば，特に問題となる症状はみられないといわれています。5〜10万/μLでもほとんど出血傾向は見られず，あったとしても軽症です。2〜3万/μLになると出血傾向がみられ始めます。ぶつけた覚えがないのにあざができたり，点状出血・紫斑，鼻出血・歯肉出血といわれる症状が出たりします。1万/μLを下回ると頭蓋内出血などの重篤な出血を起こす危険性が高いといわれています。血小板輸血は血小板数が2万/μLを下回ると行われることが多いです。

　ここでいう点状出血とは，直径1mmほどの赤い斑点で，四肢にできることが多いものです。紫斑は1mm〜1cmのサイズです。単なる発赤との見分け方が難しいかもしれませんが，指で圧迫しても消えないのが点状出血・紫斑の特徴です。発赤の場合は指で圧迫すると赤みが消えます。

血小板減少を来しやすい疾患と治療

　血液がんは，もともとの造血過程で起こる疾患なので，血球減少が起こる可能性が高く，治療による骨髄抑制という副作用も強く出ます。しかし，固形がんといわれるその他のがんでは，血小板輸血が必要になるほどの骨髄抑制を来すことはまれです。

　血小板減少が起こりやすい抗がん薬には，カルボプラチン，ネダプラチン，ゲムシタビン，マイトマイシンC，ニムスチン，ラニムスチンなどがあります。

　血小板の寿命は約7日くらいですが，血小板減少は治療後3～4週目から見られ始めることが多いです。

 歯ブラシの選び方と歯磨きの方法

　抗がん薬治療中には，口腔内のケアがとても大切です。適切なケアによって口腔粘膜炎や，感染を予防します。口腔粘膜炎からも出血することがあります。口腔内を清潔に保っておかないと，傷から細菌が侵入してしまいます。血小板減少があるときはさらに出血しやすい状態ですが，先述したとおり血小板数によってリスクは異なります。

　口腔ケアのポイントは口腔粘膜炎，感染予防などのケアと同様と考えるとよいでしょう。

①**歯ブラシ**

　ヘッド部分が小さく，柔らかいものを選びます。動物の毛でできた歯ブラシもありますが，これはブラシ部分の清潔を保つのが難しいためあまり勧められていません。使用する場合は使用後にきれいに洗って，十分に乾燥させてください。

②**歯磨き方法**

　歯ブラシは鉛筆と同じ持ち方で，歯と歯茎の間に45度の角度で軽く当てます。そのまま力を入れずに一本の歯に対して10回くらい軽くブラッシングしてください。歯の裏も同様です。奥歯は一番ブラシが届きにくいのですが，ブラシを縦に入れると磨きやすいです。1歯用歯ブラシといっ

て，1本ずつ歯を磨けるブラシも市販されています。清掃に時間がかかりますが，細かい作業が可能ですみずみが磨きやすいのが特徴です。

粘膜の清掃用として，スポンジ製のブラシもあります。頬の内側や舌を優しく拭うように清掃します。また，舌を磨くためのブラシもあります。

歯磨き剤の使用は必須ではありませんが，使用する場合には刺激の少ないものを選びます。市販の液体口腔洗浄剤にはアルコールなど刺激の強い成分が含まれていて，口腔粘膜炎を増強させる可能性があります。歯科や病院内などで販売されている低刺激の洗浄剤を使用するとよいでしょう。

 歯周病のチェック

血小板減少，口腔粘膜炎だけでなく歯茎から出血することがあります。このようなときには歯周病がないか，歯科でチェックしてもらいましょう。多くのがん薬物療法を開始するときには歯科でう歯や歯周病のチェックをして，必要時には治療を行います。

普段から，口腔内の健康に気を配るとよいでしょう。

参考文献
1) 毛利博：トコトンやさしい血液の本，日刊工業新聞社，2006
2) 八幡義人：絵でわかる血液のはたらき，講談社，2004
3) Mary Magee Gullatte, et al：Clinical Guide to Antineoplastic Therapy；A Chemotherapy Handbook, ONS：pp597-599, 2007
4) 榮木実枝・監：見てできる臨床ケア図鑑；がん看護ビジュアルナーシング，学研メディカル秀潤社，2015
5) 古河洋，松山賢治・監：安全使用これだけは必要！外来がん化学療法 Q&A 第2版，じほう，2010
6) 直江知樹，堀部敬三・監：チーム医療のための血液がん標準化学療法，メディカル・サイエンス・インターナショナル，2013

Ⅱ 日常生活のギモン　②入浴や排泄について

Q34 抗がん薬治療中の患者のオムツ交換や破棄はどのようにしたらいいですか？

A　多くの抗がん薬はHazardous Drugs（HD）という健康被害をもたらす可能性のある医薬品に含まれます。HDは体液，排泄物にもその成分が含まれて排泄されるために取り扱いに注意が必要です。しかし，安全な対策をとることで介護者への影響を回避することが可能です。以下，家庭での取り扱いと病院での取り扱いに分けて注意事項を説明します。

 家庭での取り扱い方

オムツ交換のときには，使い捨ての手袋を使用して，手袋は1回使用ごとに捨ててください。お尻拭きや，オムツ，使用した手袋はすべてビニール袋に入れて口を固くしばり，密封します。密封後，速やかにゴミ箱に捨てて，必ず手洗い・うがいをします。

各自治体でゴミ廃棄の取り決めがあると思いますが，この場合のオムツや手袋などは，すべて焼却処分される必要がありますので，燃えるゴミとして廃棄します。「汚物を廃棄して」と，思われるかもしれませんが，基本的にトイレに流すことはしないほうが安全です。ゴミの日まで自宅で保管する場合は蓋の閉まるゴミ箱に保管してください。ゴミ箱は，ゴミを出したら毎回手袋をして，十分に水洗いをしましょう。

 病院での取り扱い方

オムツ交換で必要とされる個人防護具は撥水性の使い捨てガウン，ニトリル手袋（二重），マスクです。小児科ですと男児がオムツ交換中に放尿してしまうこともありますが，このように顔にも飛び散る可能性があると

きにはフェイスシールドが必要です。フェイスシールドを患児が怖がってしまう心配があるときには，陰部にお尻拭きなどをかけておくと飛び散りはある程度防げるかもしれません。使用後のオムツ，個人防護具はすべて密封して，焼却処理される医療廃棄ボックスに廃棄してください。このボックスは，きちんとふたが閉まる必要があります。

Hazardous Drugs（HD）とは

　HDとは，①発がん性，②催奇形性または発生毒性，③生殖毒性，④低用量での臓器毒性，⑤遺伝毒性，⑥①〜⑤の基準によって有害と認められた既存の薬剤と類似した化学構造および毒性プロファイルという6個の定義のうち，1つでも当てはまるものをいいます[1]。治療のために点滴や内服などで投与されたHDは，必ず体外に排泄されます。このとき，危険な成分を含んだままの状態で排泄されるのが，未変化体とか活性代謝物という物質です。この未変化体，活性代謝物を含む体液，排泄物を取り扱うときにも安全な取り扱い方をする必要があります。多くの薬物とその成分はおおむね48時間で体外に排泄されますが，一部のHDでは長ければ7〜10日ほど微量ながらも排泄されるものもあります[2,3]。経口抗がん薬による治療など毎日服用を続ける場合なども，その排泄期間はずっと続きます。

　HDの安全な取り扱い方についての基本的考え方は，汚染を封じ込めること，汚染を拡大させないことです。

　HDの取り扱いについては，まだまだ新しいエビデンスの発表や，新しい考え方が広まる可能性をもっています。例えば，NIOSH（米国国立労働安全衛生研究所）ではHDをリスト化して公表していますが，2014年版ではL-アスパラギナーゼという薬がHDリストから削除されました[4]。このように，医療者は常に最新の情報を収集しておく必要があるでしょう。

患者さん，ご家族への説明

　HDの健康被害についての説明を行うと，患者さんやご家族が不安になることがあります。個人防護具を使用すること，排せつ物などは適切に廃

棄することなどの対策で安全を守ることが可能であることも必ず説明してください。日常生活上，ご家族に深刻な健康被害を生じる心配はないでしょう。

 お尻の皮膚を守る

　HDの成分が含まれた排泄物がオムツ内で皮膚に付着すると，皮膚のトラブルを起こす可能性があります。会陰部や肛門周囲などの皮膚を保護するようにしましょう。また，弱酸性の洗浄剤でたっぷり泡を作り，優しく洗ってください。

　洗浄剤・皮膚保護剤として使用できる商品をいくつかご紹介します。

①洗浄剤と洗い方

(1) 洗浄剤：ビオレU，ミノン，キュレル，コラージュフルフルなど，さまざまなものがドラッグストアなどで入手可能です。

　注）新しく使用するにあたってはお肌に合うかどうか試してから陰部に使用してください。場合によってはこれまで使用してきた石鹸などのほうがお肌に合っていることもあります。そのような場合は無理に新しいものに変更する必要はありません。

(2) 洗い方：どの洗浄剤を使用する場合にも，たっぷりの泡で優しく洗います。肌に過剰な刺激を与えないために，ゴシゴシこすって洗わないようにしてください。泡で出るタイプの洗浄剤だと簡単ですが，固形や液体の洗浄剤を使用するときには，ガーゼなどで泡を作ってもよいです。このとき，ガーゼは使い捨てとしてください。家庭の場合，泡を作るネットなどを使用するときには陰部洗浄専用とし，泡をつくるためだけに使用して，使用後速やかに十分な水洗いをして乾燥させてください。

②皮膚保護剤と塗り方

(1) 保護剤

・白色ワセリン：皮膚に油膜を張り，HD成分を含んだ排泄物や水分が皮膚に侵入するのを防ぎます。油性のためベタベタしやすく，洗浄しにくいこともあります。ドラッグストアでも取り扱っていて，比較的安価です。

- セキューラ PD：皮膚に撥水性の膜を作ります。皮膚の保護成分も含まれています。
- リモイスコート：アルコールフリーのスプレー状の製品です。水蒸気は通しますので皮膚呼吸は妨げませんが，汚れからは皮膚を守ります。
- 3M キャビロン非アルコール性皮膜：スプレーやコットンに染み込ませて販売されています。皮膚保護をしながら皮膚呼吸を妨げない膜を形成します。

セキューラ PD・リモイスコート・3M キャビロン非アルコール性皮膜などは，医療機関の売店などでも販売されています。

(2) 塗り方：スプレー式のものはすぐに乾燥しますが，乾いてからオムツを閉じるようにしましょう。ワセリンなど塗布するタイプはたっぷり（塗布後にティッシュが貼り付くくらいの量）塗布してください。塗布するときにもゴシゴシこすって塗りこめると刺激になるので，ペタペタと置く感じで塗布してください。チューブ式でなく，容器に入ったタイプの塗布剤では，汚染した手袋を容器の中に入れないようにあらかじめ必要量を取り出しておくか，手袋を変えるようにしてください。

参考文献

1) National Institute for Occupational Safety and Health：NIOSH ALERT；Preventing Occupational Exposures to Antineoplastic and Other Hazardous Drugs in Health Care Settings, 2004
2) Martha Polovich：Safe Handling of Hazardous Drugs 2nd edition, Oncology Nursing Society, 2011
3) International Society of Oncology Pharmacy Practitioners：ISSOP Standards of Practice, Safe Handling of Cytotoxics. J Oncol Pharm Pract, 13 (Suppl), 2007
4) NIOSH：NIOSH List of Antineoplastic and Other Hazardous Drugs in Healthcare Settings, 2014
5) 日本がん看護学会，日本臨床腫瘍学会，日本臨床腫瘍薬学会：がん薬物療法における曝露対策合同ガイドライン，金原出版，2015
6) 三上寿美恵，岩本寿美代：日常ケアでの曝露対策こんなときどうする？．Expert Nurse, 31 (9)：68-74, 2015

Q35 抗がん薬で脱毛すると聞きました。脱毛前の準備と脱毛中のケアについて教えてください。

A 脱毛の程度は，使用する抗がん薬の種類や量によって異なります。残念ながら，脱毛を予防する方法は確立されていません。また，毛髪だけでなく体中の毛が抜けます。ただし，治療が終われば個人差はありますが，生えてくることを忘れないでください。脱毛中は，頭皮の清潔と保護を心がけてください。また，ウィッグや帽子は容姿の変化をカバーするだけでなく，外的刺激から守ることにもなります。
　医療用とファッション用のウィッグでは機能などが異なるので，購入の際は医療者に相談してください。

体毛と毛髪

　人の体毛は，毛髪，眉毛，まつ毛，腋窩や陰部などです。体毛は，硬毛と生毛（うぶげ）の2種類からなり，全身の皮膚から生えています。体毛の役割は，皮膚の保護と保温，知覚機能，紫外線の防止です。また，女性らしさや男性らしさといった性的魅力などの意味も含まれます。毛髪は約10万本あり，1日平均50～100本が自然に抜けます。髪の生え変わる周期は，2～7年です。ひげは2～3年，眉毛は4～5カ月，まつ毛は3～4カ月の周期です。

脱毛の発生機序

　毛母細胞には，「毛の成長を促す」ことと「新しい毛を作る」役割があります。抗がん薬で毛母細胞がダメージを受けると，毛母細胞の役割が喪失するため，全身の体毛が脱毛します。体毛のなかでも，毛髪の毛母細胞が最も細胞分裂が盛んなため，最初に毛髪が抜け始めます。
　毛髪は，抗がん薬の治療が開始して2～3週間目から脱毛が始まります。

頭皮のかゆみ，チクチクやピリピリなどの自覚症状を感じる場合があります。抜け方は個人差があり，4週目には脱毛が目立ちます。治療開始後1〜2カ月で眉毛，まつ毛，鼻毛などにも脱毛が起こります。

脱毛しやすい薬剤は？

抗がん薬が，必ず脱毛を引き起こすとはかぎりません。ティーエスワン®（テガフール・ギメラシル・オテラシルカリウム），カペシタビンなどの場合，脱毛は起こりにくいです。脱毛の程度は，使用する抗がん薬の種類や量によって異なります。主な抗がん薬の脱毛発生頻度を表に示します。

患者さんへの脱毛の影響について

脱毛が始まると，皮膚は外傷や紫外線などの刺激を受けやすくなります。眼にはゴミや埃が入りやすくなり，鼻汁も増えます。脱毛による容姿

表　主な抗がん薬の脱毛発生頻度

分類	一般名	商品名	発生頻度
アルキル化薬	シクロホスファミド水和性	エンドキサン	24%
代謝拮抗薬	シタラビン テガフール・ギメラシル・オテラシルカリウム カペシタビン	キロサイドN（大量投与） ティーエスワン ゼローダ	56% 0.1〜5%未満 10%未満
抗がん性抗生物質（アントラサイクリン系）	ドキソルビシン塩酸塩 エピルビシン塩酸塩	アドリアシン ファルモルビシン	62% 25%
植物由来	ビンクリスチン硫酸塩 ビンデシン硫酸塩 ドセタキセル水和性 パクリタキセル イリノテカン塩酸塩水和物 エトポシド	オンコビン フィルデシン タキソテール タキソール カンプト，トポテシン ベプシド，ラステット	22% 26% 78% 92% 28% 44%
その他	シスプラチン	ランダ，ブリプラチン	26%

（各薬剤添付文書・インタビューフォームをもとに作成）

の変化は，患者さんのストレス源となり，性的魅力の低下，人間関係の変化，社会活動の減少など生活全般にも影響します。また，闘病意欲の低下につながる可能性もあります。現在，脱毛を予防する効果的な方法は確立していないので，脱毛に対する患者さんの心の準備を促すことが大切です。

 脱毛前の準備について

　治療開始から10〜20日程度で脱毛が始まりますので，少しずつ脱毛の準備をすることが大切です。ただし，医療者の価値観で準備を促すのではなく，患者さんの気持ちや希望に応じた準備を一緒に考えてください。
①脱毛前に髪型を写真で残す：ウィッグを購入するときの参考になります。
②髪を短く切る：シャンプー時に抜け落ちる量が少なく，気持ちのダメージも軽減されます。また，抜けた髪の掃除がしやすいです。さらに，ウィッグを準備し慣れておくとよいです。
③ナイトキャップを使用する：就寝時にナイトキャップを使うことで布団や枕に抜けた髪の処理がしやすいです。日中に，バンダナを使用すると床に毛髪が飛び散るのを防ぎます。
④濃い目の衣類を着る：抜けた髪が目立たちにくい色の濃い衣類を着用する工夫もひとつです。

 医療用ウィッグや帽子について

　慌てて医療用ウィッグを購入する必要はありません。できれば，店舗に行き，実際にウィッグを試着して自分に合ったものを選ぶほうがよいです。ウィッグや帽子は，容姿の変化をカバーするだけでなく，頭皮を保護する目的でも使用した方がよいでしょう。
　ウィッグの材質は，人毛・人工毛・人毛と人工毛を組み合わせたミックス毛の3種類があります。既製品やオーダーメイドによって1万円から数十万円まで価格の差があります。ウィッグを購入する際は，素材，スタイル，カラー，価格，かぶりやすさや心地よさなどを考慮します。また，ウィッグは高価なので，帽子とつけ毛を上手にアレンジしたインナー

ウィッグ（図）は，数千円と安価で，夏場など頭皮の蒸れを予防できます。

脱毛中の頭皮のケアについて

　脱毛が始まる前から，頭皮のケアを心がけることが大切です。頭皮を保護する目的で，爪を短くきり，指のはらで優しく洗髪してください。ドライヤーの温度には注意が必要です。

　また，毛髪がない場合でも，頭皮は汗や皮脂で汚れているので，泡立てたシャンプーで優しく丁寧に洗浄し，頭皮の清潔を保つことが大切です。水分を拭き取るときは，柔らかいタオルで押さえ拭きしてください。

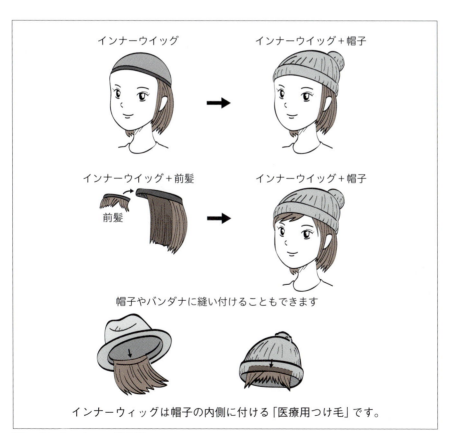

図　インナーウィッグの例

患者サポートの道しるべ

- 脱毛が始まったときに，無理に抜いたり，バリカンで剃ったりすると毛根や皮膚が傷つくので控えることを伝えてください。また，ヘアカラーやパーマ，頭皮マッサージや育毛剤は，皮膚の刺激になるので避けてください。

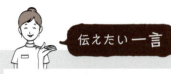
伝えたい一言

医療者は，女性に対しては丁寧に脱毛前の準備や脱毛中のケアについて説明する傾向にありますが，男性も脱毛時の対応に困っていることを忘れず関わることが必要です。

参考文献
1) 田口哲也・監，阿南節子，櫻井美由紀，他・編著：イラストでよくわかるがん治療とサポーティブケア，じほう，2015
2) 鈴木久美・編：女性性を支えるがん看護，医学書院，2015
3) 小澤桂子，足利雪乃・監著：理解が実践につながる ステップアップがん化学療法看護，学研メディカル秀潤社，2008
4) 小松浩子，畠清彦・編：がん化学療法看護テキストブック，真興交易医書出版部，2010

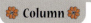

脱毛のこと①

　2011年の夏，子宮体がんと診断されました。2カ月連続の手術の後，クリスマスの少し前から抗がん薬治療をスタートしました。1回目の投与後10日程で脱毛が始まり，お正月時期は脱毛期のピークで，世間はおめでたいのに私は不幸のどん底にいるような新年を迎えました。

　部屋中に髪の毛が落ち，朝は枕にたくさんの髪の毛が残り，シャンプーをしていてもいつ終わればいいのかわからないほど抜け続けました。浴室の排水溝がすぐに詰まってしまうので，ビニール袋を持ってお風呂に入り，溜まった抜け毛をすぐにまとめて袋に入れるようにしました。真っ黒な髪の固まりは少々不気味に感じられました。

　半月ほどでほとんど抜けましたが，その間帽子は必需品でした。カモフラージュする目的もありますが，髪の毛が床に落ちるのをくい止めることも目的です。ニット帽も使ってみましたが，毛糸の中に髪が巻き込まれ取りづらく大変でした。そこで100円ショップで買ったモコモコ素材の腹巻きや子供用のパンツを利用し片方をゴムで留めたり，縫ったりして帽子の変わりにしました。これは病院の外観ケアのセミナーで教えていただいた方法です。材料は100円ですし，何度か買い替えても気にせず使うことができます。脱毛が落ち着いた後はおしゃれな帽子を楽しみました。病院やネット販売している治療専用の帽子は，テレビドラマに出てくるような，いかにも「私，がんです！」と言っているようなものが多く，絶対に被りたくなかったので，ファッション誌などで探したりしました。〔②（138ページ）に続きます〕

（美容ライフアドバイザー／エステティシャン・さとう 桜子）

Ⅱ 日常生活に関するギモン ③美容やおしゃれについて

Q36 抗がん薬で毛髪だけでなく，眉毛や鼻毛など体中の毛が抜けました。もとに戻りますか？ よいメイクの方法はあるでしょうか？

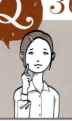

個人差はありますが，治療が終わると，少しずつ発毛が始まります。眉毛やまつ毛は，約4～6カ月，毛髪の場合，ヘアスタイルが整えられるまでには，約1年は必要です。メイクの前のポイントは保湿です。眉毛を描くときは，目頭の真上か少し内側から描き始めます。まつ毛の代わりはアイラインやアイシャドウでカバーし，頬紅や口紅を使用すると，表情の印象が変わります。メイクが大変なときは，色付きのサングラスやマスクを着用して外出するとよいでしょう。

 発毛まで

個人差はありますが，治療が終わると少しずつ発毛が始まります。眉毛やまつ毛は，約4～6カ月で回復します。髪は，治療終了後約1年で，ヘアスタイルが整えられるくらいに生えそろいます。しかし，頭頂部付近の発毛は遅く，患者さんが理想とするヘアセットまで時間を要するため，患者さんはウィッグや帽子を手放すことに躊躇します。

抗がん薬で毛母細胞がどのように変化し，回復するのかは検証されていません。新しく生えてくる毛質は，くせ毛，柔らかくなる，細くなる，毛量の変化などを認めます。1～2年でほぼもとの髪質に戻る場合もあります。

発毛後のパーマや毛染めが行える時期の基準は明確ではありません。患者さんがパーマや毛染めの薬液の副作用を理解し，頭皮に異常がない場合，美容室での施術を考慮してもよいでしょう。

 脱毛中のケア

眉毛やまつ毛が抜け，容姿が変化した自分を患者さんが少しでも受け入れ，仕事や趣味，友人との交流など，治療前と同じように社会活動ができ

るような支援が大切です。眉毛やまつ毛がないと眼にゴミやほこりが入りやすいので、外出時はサングラスを使用するのもひとつの方法です。鼻毛がなくなると、鼻腔が乾燥し粘膜が損傷しやすいのでマスクの着用を勧めます。

　全身の体毛が抜けるため、皮脂腺から分泌される皮脂膜が低下し、皮膚の主な役割である外界からの刺激物の侵入防御機能や静菌・緩衝作用の低下、皮膚乾燥が生じます。皮膚の生理機能を良好に維持する、または向上させるためにも、皮膚の清潔と保湿、保護のスキンケアが大切です。スキンケアは、女性だけでなく、男性に対しても必要なケアです。

 脱毛中のメイク

　発毛するまでのメイクのポイントです。患者さんのメイクへの興味や取り組み方は個人差があります。医療者は、患者さんの希望に応じたメイクの方法を情報提供することが大切です。最近では、化学療法中の美容に関する書籍やイベントの開催もあります。患者さんが少しでも前向きに自分らしく生活できるよう支援します。

①肌の保湿と保護：治療中の肌は乾燥しやすいため、紫外線などから肌を守る目的で、保湿が大切です。水分と油分の両方を補う乳液やクリームを使用します。女性の場合、保湿をしっかりすることでファンデーションが均一になります。

②顔色をよくする：くすみなどをファンデーションでうまく隠せない場合、肌色補整作用のある色つき化粧下地やコンシーラーを活用するとよいでしょう。黄くすみにはピンクベージュ系、少しくすみが強い場合はオレンジベージュ系がおすすめです。極端にくすみが強いときは、カバーを目的としたファンデーションを各メーカーで販売しています。

③眉を描く（図1）：眉頭は、目頭よりやや内側から描き始めます（図のPoint1）。眉山は、眉の一番高いところで、目尻の延長線上に来るようにします（図のPoint2）。眉尻は、眉頭から耳の上へむかう角度で徐々に細くします（図のPoint3）。描くことに慣れていない患者さんには、一緒

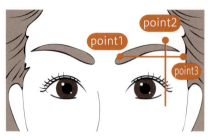

Point1：眉頭のスタート地点
Point2：眉山の位置
Point3：眉尻の位置

①まず眉山を決めて眉尻まで描く
②眉頭と眉山をなだらかな線でつなぐ
③眉山の下から眉尻まで結ぶ
④眉頭の下から眉山の下まで結ぶ
⑤1本1本の毛を描く
⑥ブラシでぼかす

図1　眉を描く

に鏡をみながら描く練習をしたり，眉毛プレートやつけ眉毛を紹介したりしてください。
④アイラインまたはアイシャドウを描く：上瞼の目頭から目尻まで，まつ毛の代わりにアイラインやアイシャドウを入れます。付けまつ毛は，接着ノリが粘膜の障害につながるので注意が必要です。
⑤頬紅を入れる：肌に血色をもたらすため，笑ったときに頬の筋肉が盛り上がるところに入れると元気にみえます。こめかみからスタートして，蝶つがいで折り返して「レ」の字を描くことで，頬の位置が高く若々しくみえます(図2)。
⑥唇：患者さんの好みの色をつけるとよいでしょう。

Chapter 2 患者の知りたい生活上のあれこれ

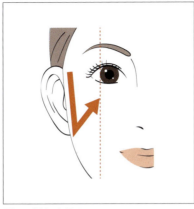

図2 頬紅を入れる

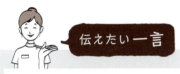

女性は洗顔後に化粧水や美容液を使用するスキンケア習慣があります。しかし，高齢者や男性は，スキンケア習慣がないことが多いので，患者さんの生活背景やスキンケアへの価値観などをアセスメントしながら，患者さんが継続できるスキンケア方法を一緒に考えることが大切です。また，治療終了後は眉毛やまつ毛の育毛薬（保険適応外ですが，グラッシュビスタ®など）の使用を医師に相談するとよいでしょう。

参考文献
1) 鈴木久美・編：女性性を支えるがん看護，医学書院，2015
2) 野澤桂子，他：アピアランス支援．Oncology NURSE，8(1)：3-25，2014
3) 小澤桂子，足利雪乃・監著：理解が実践につながる ステップアップがん化学療法看護，学研メディカル秀潤社，2008
4) がん患者サービスステーション TODAY！（http://www.v-next.jp/index.htm）

脱毛のこと②　　　　　　　　　　　　　　　　　🌸 Column 🌸

　脱毛が落ち着いてから助かったのがウイッグです。人に会うときや仕事のときは，少々高価だった人毛100％のウイッグをつけます。しかし，フルウイッグは装着が大変でした。そこで活躍したのが人工毛の部分用ウイッグです。頭頂部がネットで，周りに人工毛が360度ついているもの，カチューシャに前髪がついたものなど，近所へのお出かけや買い物，急な来客にはとても便利でした。

　それにしても，夏のウイッグ生活は大変です。暑さでウイッグの中がすぐに蒸れ，汗が顔に流れ落ちてきます。アンダーキャップも絞れば汗が出るくらいです。洗うのも面倒だったので綿の生地や，いらないTシャツを15センチ角や円形にカットして使い捨てアンダーキャップを作りました。周りを縫わなくても素材がしっかりしていてほつれにくいのです。これならコストもかかりません。万が一見えてもいいように色は黒が無難です。予備を保冷剤と一緒に持ち歩くと，入れ変えたときにひんやりして気持ちいいのです！

　夏のウイッグ生活のもうひとつの問題はにおいです。ウイッグは数日使うとべったりしてきます。専門店ではシャンプーは2週間に1度程度でいいといわれましたが，髪の毛を2週間洗わないとどうなるか想像したら怖くなります。傷まないようにということもあると思いますが，やはり洗いたい。しかし，ウイッグは丁寧に洗わないとすぐにもつれます。リンスし，タオルで優しく押し拭きし，人毛はその後ウイッグスタンドに立ててドライヤーをあてるのですがこれも一苦労でした。少しブラッシングするだけでスタンドから落ちてしまうのでとてもやりづらく時間もかかります。抗がん薬治療中の身体もだるい日々で，金曜日の夜にはやろうと思っても翌日までぐったりして，気づくと日曜日。そこで慌てて洗います。がんになったことでこんな負担も増えた自分が情けなく思ってしまう日曜日の昼下がりでした。

　調べると，手入れの簡単なウイッグもあります。人工毛ならシャンプーも簡単にできますし，乾かす作業もとても楽です。ウイッグは自分の生活環境にあったものを納得いくまで探したほうがいいと思います。焦って購入してしまったことを後悔しました。　　　（さとう桜子）

Q37　治療中のスキンケアと爪のケアについて教えてください。

Ⅱ　日常生活に関するギモン　③美容やおしゃれについて

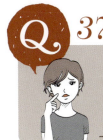

A　抗がん薬で毛母細胞と爪母細胞がダメージを受けることで，皮膚の乾燥や色素沈着，爪の変形や変色といった副作用が起こります。症状を予防するためには，毎日自分の皮膚や爪の状態をチェックする必要があります。入浴時など全身が観察できるときに，意識してみるようにしてください。皮膚と爪のケアの基本は，清潔・保湿・保護の3つです。毎日の入浴や清潔な衣類の着用，手洗い後や入浴後の保湿，紫外線や外傷などの刺激から皮膚と爪を守る生活を心がけることが大切です。

治療中の皮膚の変化

　抗がん薬治療の副作用には，手足症候群，皮膚の乾燥や色素沈着，ざ瘡様皮疹（にきびのような皮疹），爪の変化などがあります。手足症候群の発生機序は不明ですが，手掌と足裏に限定して紅斑，色素沈着，しびれなどの症状が起こります。上皮増殖因子受容体（EGFR）をターゲットとする薬剤では，皮疹，ざ瘡様皮疹，皮膚乾燥，皮膚の亀裂，爪周囲の炎症などの皮膚障害が出現します。

スキンケアの方法

　皮膚障害の予防に大切なのは，スキンケアと皮膚の観察です。スキンケアの基本は，清潔・保湿・保護です。皮膚を毎日観察し，症状出現時に適切な対応をすることで症状の重症化予防になります。観察を継続するためのポイントは，入浴時に皮膚の色変化や外傷がないかを確認することです。メイクの方法は，135ページを参照してください。
①皮膚の清潔：毎日の入浴と清潔な衣類の着用が大切です。石鹸は，刺激

が少なく，弱酸性，無香料のものを選んでください。使い慣れている石鹸でも大丈夫です。必要以上の洗浄は保湿成分まで奪うので，泡立てた石鹸で汚れを包み込むように洗います。男性の場合，泡状で出てくるポンプ式の石鹸を紹介するとよいでしょう。

②皮膚の保湿：手洗い後や入浴後に保湿剤を使用する習慣が大切です。

③皮膚の保護：皮膚の刺激となる紫外線，けが，長時間の圧迫，喫煙などは避けるような生活を心がける必要があります。男性で髭を剃るときは，カミソリよりも皮膚に負担の少ない電気シェーバーを使用してください。深剃り・逆剃りはやめてください。

治療中の爪の変化

爪母細胞(そうぼ)が抗がん薬の影響を受け，爪の変色，二枚爪，変形したり割れやすくなったりします。爪は指先を保護する役割があり，手の爪は細かい作業やものをつかむことを助ける働きがあります。足の爪は，安定して歩行するための体を支える役割を担っています。爪に障害がでると日常生活に支障がでます。手の爪がすべて入れ替わるまでは5～6カ月，足の爪がすべて入れ替わるまでは1～1年半と個人差がありますが，治療が終われば，必ずもとどおりのきれいな爪が生えてきます。

爪のケア

爪は皮膚の一部です。皮膚と同じように，爪の清潔と保湿，保護が大事になります。爪の亀裂や変形は，生活するなかで気づかないうちに新たな爪の障害になる可能性があるので，短めに切ります。爪を切るときは，爪やすりで優しく削るように手入れをしてください。爪やすりを使用するときは，一方向に動かして削ることがポイントです。爪やすりに慣れていない場合は，爪切りを使用します。

①爪の清潔：手を洗う時は爪も意識し，丁寧に洗います。

②爪の保湿：手洗い後や入浴後の保湿剤は爪にも使用します。また，爪専用のマッサージオイルを用いてやさしくマッサージすると，爪の成長を

Chapter 2　患者の知りたい生活上のあれこれ

助け，保湿効果が高まります。

③爪の保護：爪が脆弱な場合，手袋や靴下を着用します。特に，水仕事をするときはゴム手袋を活用してください。ふだんの爪の保護には，ベースコート，マニキュアや液体絆創膏を使用します。除光液は刺激になるので，アセトンの入っていないものを選択し，コットンにたっぷり含ませて，爪にのせ，押さえるようにふき取ります。爪の周囲に炎症があるときは，マニキュアなどの使用は控えてください。足の爪を守るため，靴下を着用し，ゆったりした靴を履くようにします。

 治療中の靴の選択

皮膚や爪の変化だけでなく，抗がん薬治療によって末梢神経障害が起こる場合があります。足に負担をかけないためにも，靴の選択は大切です。底が滑りにくい靴，足を圧迫しない大き目の靴を選択してください。体重を足底全体で支えられるような靴がよいので，ハイヒールは控えたほうがよいでしょう。足の疲れを防止する中敷きクッションの活用もお勧めです。

患者サポートの道しるべ

- 日焼け止めや化粧品に，SPFとPAの表示をみかけます。SPFとはSun Protection Factor（サン プロテクション ファクター）の略で紫外線防御指数のことで，UVB波の防止効果を表す指標です。実際，SPF30以上であれば効果はほぼ同じとされています。

- PAとはProtection Grade of UVA（プロテクション グレイド オブ UVA）の略で，UV-A防御指数ともいい，UVA波の防止効果を表す指標です。PA+，PA++，PA+++の3段階に分かれていて，「+」表示が多いと効果が強いという意味です。SPFやPAの高い日焼け止めは紫外線に対する効果が高い反面，皮膚への負担も大きいので，帰宅後は洗い流すようにしてください。

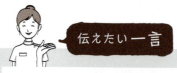

> **伝えたい一言**
>
> ドセタキセルには，冷却グローブとスリッパを使用することで皮膚や爪へのダメージが顕著に少ないことが認められています(図)。冷却法を取り入れるかは医療チームで話し合うことが大切です。

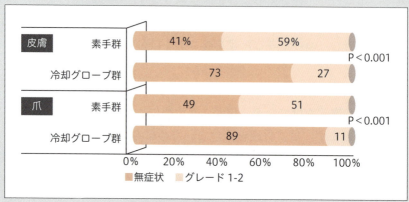

図　冷却グローブによる爪と皮膚の障害の予防効果

(Scotté F, et al：Multicenter study of a frozen glove to prevent docetaxel-induced onycholysis and cutaneous toxicity of the hand. J Clin Oncol, 23 (19)：4424－4429, 2005)

参考文献

1) 森文子：皮膚障害．がん化学療法ケアガイド改訂版(濱口恵子，本山清美・編)，189-206，中山書店，2012
2) 田口哲也・監修，阿南節子，櫻井美由紀，他・編著：イラストでよくわかるがん治療とサポーティブケア，じほう，2012
3) 鈴木久美・編：女性性を支えるがん看護，医学書院，2015
4) 静岡県静岡がんセンター：学びの広場シリーズからだ編　抗がん剤治療と皮膚障害
(http://cancerqa.scchr.jp/pdf2/sonota_hifusyogai.pdf)

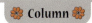

スキンケアについて

　抗がん薬治療を始めてしばらくすると，驚くほどに握力がなくなります。「日頃こんなに握力って必要だったんだ」と思うほどです。ペットボトルのキャップや，化粧品のふたが開けられません。強く閉めているわけでもないのになかなか開けられず，やっと開いたと思うと力がなくキャップを落してしまい，床をコロコロと転がり遠くのほうへ…。

　そこで，化粧水はポンプ式か給水式の容器に入れ替えました。クリームはふたをちょこんと置くだけです。なかでも便利だったのはポイントメイクリムーバーとクレンジング，化粧水がひとつになったものです。眉もまつ毛もなく，しっかりと眉とアイラインを描いているので洗顔だけだと落ちにくく，クレンジングが必要なのです。

　抗がん薬治療中は身体がだるく疲れやすいのでできるだけ日頃の動作を省略できる工夫が必要でした。女子なのに悲しい日々です。

　でもこの時期はにおいにも敏感になりますし，脱毛した自分の顔なんてあまり見たくないのでちょうどいいのかもしれないと気持ちを切り替えて暮らしました。

（さとう 桜子）

Q38 乳がんと診断されました。私は，乳房再建ができますか？

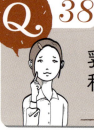

A 乳房再建を安全にするためには，乳がんの病状と治療によって手術をする時期を考えることが大切です。また，乳房再建の方法も，患者さんの体の一部を移植する方法と人工物を使用する方法があり，それぞれにメリットとデメリットがあります。乳房のボリュームや柔らかさ，創のあと，将来の妊娠・出産などの希望をもとに，患者さんが納得した乳房再建ができるように乳腺外科医と形成外科医とともに看護師がサポートします。

乳房再建について

乳房再建とは，乳がんの手術によって失ったり，変形した乳房を形成外科の技術によって再建する方法です。乳房再建術は，2006年に自家組織移植による乳がん術後の乳房再建術，2013年には人工乳房（ブレスト・インプラント）による乳房再建が保険適用となりました。

乳房再建の時期は，乳がんの手術と同時に行う一次再建と手術後に一定の期間をおいて行う場合二次再建の2パターンがあります(表1)。また，手術の回数によって一期再建と二期再建に分かれます。乳房再建の時期と回数の組み合わせは表2 に示します。

自家組織による乳房再建 (図1)

自家組織による乳房再建とは，患者さんのお腹や背中の組織（皮膚・皮下脂肪・筋肉）を用いる方法です。乳房の自然な形や柔らかさが得られるメリットがあります。しかし，手術時間が長いこと，組織を切除した部位に創が残ります。例えば，広背筋皮弁では背中に15cm程度，腹直筋皮弁や穿通枝皮弁では腹部に30cm程度の創ができます。

Chapter 2　患者の知りたい生活上のあれこれ

表1　一次再建と二次再建のメリット・デメリット

	一次再建	二次再建
メリット	・手術の回数が少ない ・身体的・経済的負担が少ない ・乳房喪失感が小さい	・乳がん治療に専念できる ・乳房の形，再建方法などを考える時間がある
デメリット	・告知後で気持ちの余裕がない ・考える時間がない ・乳腺外科医と形成外科医の連携が不可欠（医療機関の制限がある）	・手術の回数が多い ・身体的・経済的負担が多い ・乳房喪失感がある

表2　乳房再建の時期と回数の組み合わせ

	乳房再建の時期		手術の回数	
	乳房の手術と同時	乳房の手術後	1回	2回
一次一期再建	○		○	
一次二期再建	○			○
二次一期再建		○	○	
二次二期再建		○		○

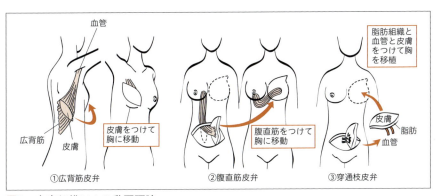

図1　自家組織による乳房再建

美容やおしゃれについて

①広背筋皮弁：背中の皮膚，脂肪，広背筋の一部に血管をつけた状態で胸に移植する方法です。乳房のボリュームが比較的小さい人に適していますが，時間経過に伴い筋肉が萎縮し，乳房が小さくなることがあります。
②腹直筋皮弁：下腹部の皮膚，脂肪，筋肉の一部に血管をつけた状態で胸に移植する方法です。腹部の手術経験がある人，妊娠・出産を希望している人は適していません。
③穿通枝皮弁：下腹部の脂肪だけを血管をつけた状態で取り出し，胸に移植する方法です。妊娠・出産を希望している人には適していません。

人工乳房による乳房再建（図2）

人工乳房による乳房再建は，主に乳房切除術を受けた人が対象となります。手術の方法は，まず大胸筋の下にティッシュ・エキスパンダー（皮膚拡張器）を挿入します。その後，約2週間ごとに3〜6カ月かけて生理食塩水を追加し，皮膚とその周辺の組織を伸ばします。皮膚と周辺組織が十分伸びれば，乳房の形状を修復または形成するために適用部位に埋入するブレスト・インプラント（シリコンゲル充填人工乳房）に入れ替えます。インプラントの選択は，患者さんに合ったものとなります。

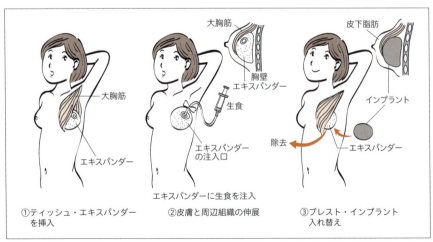

図2　インプラントによる乳房再建

自家組織による乳房再建と比較すると，手術時間や入院期間が短く，身体への負担も小さいです。創は，乳がん手術時の1カ所です。ただし，定期的な通院とブレスト・インプラントを入れ替えるための手術が必要です。人工乳房のため，姿勢によって再建した乳房の形は変化しません。

合併症について

　広背筋皮弁の合併症は，漿液腫（漿液が手術した背中に貯留すること）です。腹部の再建術では，血流不良で感染や皮弁壊死（血流のある皮膚が壊死すること）が起こる場合があります。

　ティッシュ・エキスパンダー挿入中は，大胸筋進展に伴う疼痛や一時的な上肢の挙上制限があります。また，人工物のため感染のリスクがあります。インプラント入れ替え後には，被膜拘縮が起きることがあります。また，年齢とともに再建していない乳房が下垂しますし，インプラントの状態も変化します。将来的には，再建していない側の乳房の手術やインプラントの交換・摘出が必要となります。

乳輪・乳頭の再建

　乳輪と乳頭の作成時期は，乳房再建後の皮膚の状態，患者の希望によって選択されます。乳輪・乳頭の再建は，保険診療と自費診療に分かれます。

　乳頭の再建には，健側乳頭の一部を移植する方法と，皮膚を持ち上げて形成する方法（患側による皮弁法）があります。後者は，将来的に授乳を考えている人に行い，乳首の支持性を保つため，3～6カ月は圧迫を避ける必要があります。

　乳輪の再建には，太ももの皮膚など色の濃い皮膚を採取して移植する方法と，刺青（タトゥー）で着色する方法があります。刺青を使った方法は自費診療です。

患者サポートの道しるべ

- 乳房再建は，乳がん患者さんにとって胸のふくらみを取り戻す手術ですが，メリットばかりではありません。感染予防のため必ず禁煙が必要です。ティッシュ・エキスパンダー挿入中は，MRI禁止ですが，飛行機の搭乗は可能とされています。また，放射線療法を受けた皮膚は脆弱で，伸びにくいため，皮膚障害が起こりやすいです。そのため，インプラントによる再建は難しいとされています。
- 乳房再建をしても，手術前の自分の乳房に戻ることはできません。医療者は，乳がん患者さんの乳房の価値，女性としての生き方などを把握しながら，患者さんと関わることが大切です。

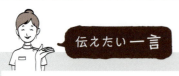

伝えたい一言

現在，乳房再建を受けられる施設は限られています。日本乳房オンコプラスティックサージャリー学会のホームページ（http://jopbs.umin.jp/）を参考に，自分の施設の周辺で乳房再建ができる施設の情報を得て，患者さんに情報提供することも大切な支援のひとつです。

参考文献

1) 日本乳癌学会・編：患者さんのための乳がん診療ガイドライン2014年版, p 77-81, 金原出版, 2014
2) 日本乳癌学会・編：科学的根拠に基づく乳癌診療ガイドライン①治療編2015年版, 金原出版, 2015
3) 金澤麻衣子：乳房再建を受ける患者へのケア. がん看護, 17 (6)：648-652, 2012
4) E-BeC（エンパワリング ブレストキャンサー）：乳房再建手術 Hand Book (http://www.e-bec.com/handbook)
5) 乳房再建ナビ (http://nyubo-saiken.com/)

II 日常生活のギモン ④その他

Q39

抗がん薬治療中です。ペットを飼っていてもよいですか？ 趣味のガーデニングは続けてもいいですか？

A 抗がん薬治療中は，免疫力低下などの理由から感染症に気をつける必要があります。ペット（主に犬や猫）との接触後は，手洗いをすれば問題はないと考えられます。ただし，口移しで餌を与えたり，糞の処理をしたりすることは避けるべきです。魚，爬虫類でも同様のことがいえますので，水槽の清掃は誰か他の方にしてもらいましょう。鳥類は糞が乾燥して室内に飛散するおそれがあるので，ベランダなどで飼いましょう。ガーデニングの際には，手袋とマスクを着用してください。手洗い，うがいをすることで多くの感染は回避できるでしょう。

ペットとの共生

　ペットからの感染症には多くのものがあります。例えば，猫ひっかき病（バルトネラ症）はバルトネラ菌という細菌による感染症です。猫の爪や口，糞から検出される菌です。予防方法は手洗い，うがい，引っかき傷の消毒，猫ノミの駆除です。さらに，頻度は少ないですが，猫，鳥類，豚や鶏などの家畜がトキソプラズマという原虫を，もっていることがあります。糞の処理を速やかに行うようにしてください。また，インコや鳩などがオウム病クラミジアという病原体をもっていることがあります。鳥の糞が乾燥して室内に飛散したものを吸い込むことで肺炎になることがあります。犬，猫，爬虫類がもっている可能性がある代表的な病原菌はサルモネラ菌です[1, 2]。感染すると腸炎を起こします。これらの病原菌をすべてのペットがもっているわけではありませんが，可能性はありますので飼育環境を清潔に保ち，糞の処理は可能であれば速やかに他の人にしてもらう，口移しで餌を与えるなどの濃厚接触は避け，ペットによる咬み傷や引っか

き傷を作らないようにするなどの注意が必要です。しかし，家族同様のペットとお別れして抗がん薬治療に臨む必要はありません。心配な場合，室内空間を用途に応じてエリアごとに分けるゾーニングをするとよいでしょう。

 ガーデニングの注意点

　ガーデニングによる感染症で気をつけたいものに，腐葉土にまれに含まれるレジオネラ菌による肺炎があります。レジオネラ菌は腐葉土以外にも温泉，加湿器，ビルの冷却塔に検出されることもあります[3]。ガーデニングをするときは，手袋，マスクをします。腐葉土を湿らせてから扱うなどの工夫もできるでしょう。また，破傷風菌という嫌気性菌が，腐葉土や動物の糞が含まれる土にいます。破傷風菌は傷口から感染するので，手袋をすることで予防できます。また，転んでしまって傷ができたときには速やかに十分に洗い流しましょう。破傷風は国で感染症の「A類疾病」に分類されており，定期予防接種に含まれています[4]。

 対策をきちんとする

　ペットやガーデニングによる病原菌感染の可能性はありますが，手洗い，うがい，マスク・手袋の適切な使用や，けがをしたときの速やかな対処，濃厚接触の回避などにより予防が可能と考えられます。それよりも，つらい抗がん薬治療中にペットや植物と関わることが癒しになるのであれば，治療を継続するうえで力になってくれるでしょう。

参考文献

1) 兼島孝：ペットを感染症から守る本〜スタッフと動物の健康を守る正しい消毒法〜，アニマル・メディア社，2011
2) 矢野邦夫：日常生活における感染予防ガイド〜からだの抵抗力が低下している人たちのために〜，日本医学館，2000
3) 感染症情報センター：レジオネラ症2003.1 〜 2008.9.IASR，29(12)：327-328，2008
4) 国立感染症研究所 (http://www.nih.go.jp/niid/ja/)
5) 日本造血細胞移植学会・編：造血細胞移植ガイドライン 移植後早期の感染管理第2版，日本造血細胞移植学会，2012
6) Centers for Disease Control and Prevention：Legionella (Legionnaires' Disease and Pontiac Fever) (http://www.cdc.gov/legionella/about/prevention.html) (2016年1月閲覧)

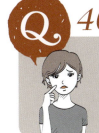

Q40 抗がん薬治療中にスポーツをしてもいいですか？

Ⅱ 日常生活のギモン ④その他

A　一般的に抗がん薬治療中だからという理由で運動に制限が必要になることはありません。治療中に過度に安静にして過ごすと，筋力の低下など廃用性の変化を来します。軽度の活動を続けるほうが副作用の低減や，QOLが保たれる効果が得られます。

　ただし，病気の種類，部位，程度，治療に使用する抗がん薬の種類によっては注意が必要です。例えば，骨に病気があるために骨折のリスクがある場合や，心臓や肝臓，肺などに病気があるために運動制限がある場合，抗がん薬の影響で骨髄抑制という副作用があって感染症や発熱などの症状が強く出ている場合などです。

　抗がん薬治療中は，スポーツや活動の種類，運動量などについて，医師，薬剤師，看護師に相談して，運動を取り入れるとよいでしょう。

抗がん薬治療中の運動

　抗がん薬治療に伴う倦怠感や，食欲不振，便秘などの症状は散歩や柔軟運動などを行うことで改善します。軽く負荷のかかる程度の有酸素運動で，入院中にも可能なものとしてはウォーキングや，自転車こぎ運動，ストレッチなどがあります。軽度な運動を取り入れることは，全身持久力や心肺機能が改善します。また，安静にして過ごす時間が長く，孤立して過ごしてしまうと抑うつ的な気分を生じることがあります。抗がん薬治療による有害事象の症状，状態を検討しながら可能な範囲で運動を取り入れることによりQOLが改善されるといえるでしょう。

　がんのリハビリテーションについても多くの研究がなされており，治療中だけでなく，がんサバイバーのQOL向上にもリハビリテーション（適度な運動）が役立つことが知られています。例えば，乳がん患者さんの放

射線療法中の倦怠感についての研究では1日に30分間のウォーキングを1週間に4〜5回行い，6週間継続した場合に倦怠感が軽減したことが報告されています[1]。また，大量化学療法後に自家末梢血造血幹細胞移植を受ける患者さんが，有酸素運動（仰向けで自転車こぎ運動）を1日に30分間実施した結果，実施しなかった患者さんでは倦怠感が強く出て，実施した患者さんでは精神的な苦痛（強迫性，恐怖，対人関係，恐怖症性の不安障害）が改善したそうです[2]。

ただし，ここでいう「スポーツ」は内容によります。水泳は有酸素運動ですが，白血球減少時には感染予防の意味で制限があるでしょう。血小板減少や赤血球減少の時期には，出血や心負荷のリスクが高まるために過度な運動を避けるべきです。

病状に合わせた運動内容については，担当医師，看護師に相談しながら適宜判断しましょう。例えば，ふらつきが強い，めまいがするなどの症状があるときには，寝て過ごすのではなく座っている時間を長くすることから始めます。その後少しずつストレッチや筋力トレーニングを取り入れるとよいでしょう。なお，リハビリテーションについてはQ46でも詳しく解説しています（182ページ）。

参考文献

1) Mock V, et al : Effects of exercise on fatigue, physical functioning, and emotional distress during radiation therapy for breast cancer. Oncol Nurs Forum, 24(6) : 991-1000, 1997
2) Dimeo FC, et al : Effects of physical activity on the fatigue and psychologic status of cancer patients during chemotherapy. Cancer, 85(10) : 2273-2277, 1999
3) 村岡香織，他：IV．癌のリハビリテーションについて知っておきたいポイント3．癌患者のフィジカルフィットネス；癌のリハビリテーション（辻哲也，里宇明元，木村彰男・編），357-367，金原出版，2006
4) 近藤国嗣：乳癌2）リハビリテーションの要点．癌のリハビリテーション（辻哲也，里宇明元，木村彰男・編），197-205，金原出版，2006
5) 辻哲也・編：実践！がんのリハビリテーション，メヂカルフレンド社，2007
6) Gudas SA : Cancer rehabilitation in the home setting. Home Care Provider, 6 (5) : 172-176, 2001
7) 森下慎一郎，他：造血幹細胞移植患者に対する無菌室・準無菌室での運動療法の効果および安全性の検討．理学療法学，38：122-123，2011
8) 日本リハビリテーション医学会 がんのリハビリテーションガイドライン策定委員会・編：がんのリハビリテーションガイドライン，金原出版，2013

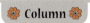

歩数計の効果

　初めての抗がん薬治療時に疾患告知の衝撃から抑うつ状態になり，治療による吐き気，不眠，便秘などの身体症状も強く出てぐったりして過ごしておられた患者さんがいました。その患者さんの2コース目の治療開始前に，ずっとベッドで過ごすと運動不足から便秘になり，吐き気が強く出る可能性があること，また日中に適度な活動をすることにより，よく眠れるようになることなどをご説明して歩数計をお渡ししてみました。

　私は夜勤勤務中でしたので，夕食後に患者さんと一緒に歩数計を装着して消灯時にお互いの歩数を確認しました。結果は患者さんが1,000歩くらい，私は5,000歩くらいでした。すると患者さんから「よし。1日5,000歩を目標にやってみる」と言われ，その後は「今日は何歩くらいですか？」と一緒に楽しみながら続けました。2コース目には吐き気でぐったりして過ごす様子はなく，ご自身で食べやすい食品を探して食べる工夫をし，睡眠導入剤の服用なしで眠ることができるようになり，表情も明るくなったように見えました。これは，1コース目の体験から，患者さんが有害事象への対応の仕方を見つけてくださったことも大きな要因とは思いますが，歩数計を楽しんで使用したことも一助になったと思います。抗がん薬治療中の気分転換，適度な運動の効果を実感した事例でした。

〔岩本 寿美代〕

II 日常生活のギモン ④その他

Q41 リンパ浮腫とはなんですか？

A リンパ浮腫とは，手術療法や放射線療法によって，リンパの流れが悪くなるために起こる「むくみ」のことです。リンパ浮腫の発症には，個人差があり，すべての患者さんが発症するわけではありません。ただ，一度発症すると治りにくいことが特徴です。しかし，生活の工夫で，リンパ浮腫の発症を予防することができます。もし発症した場合は，早い時期から治療を始め，症状の悪化を防ぐことが大切です。

体液循環の仕組みとは

人の体液循環の模式図を図1 に示します。人の体液を運ぶ管は，血管（動脈と静脈）のほかに「リンパ管」があります。心臓から送りだされた新鮮な血液は，動脈から各組織に送られ，そこで酸素と栄養が取り込まれます。古くなった血液の90％は静脈を通り心臓に戻ります。残りの10％は，

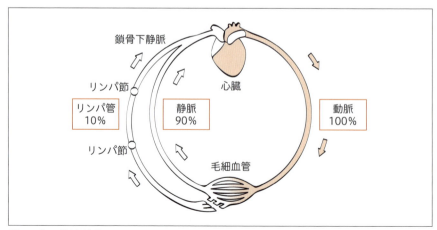

図1 人の体液循環

リンパ液となりリンパ管を通り心臓に戻ります。

リンパ液は，老廃物だけでなく，蛋白質や脂肪を含み，赤血球を含まないため無色から淡いクリーム色です。リンパ管は，血管と同じように全身に網目状に張り巡っています。また，人体には，約600〜700個のリンパ節が存在します。特徴的な部位は，頸部，腋窩部，鼠径部のリンパ節などです。リンパ節は，細菌や老廃物を濾過する役割があります。

リンパ浮腫とは

リンパ浮腫は，「リンパの輸送障害に，組織間質内の細胞性蛋白処理能力不全が加わって，高蛋白性の組織間液が貯留した結果起きる臓器や組織の腫張」と定義されています[1]（図2）。

例えば，乳がん，婦人科がん，大腸がんなどの手術でリンパ節郭清術をすることで，リンパ液の流れ（リンパ液の輸送）が遮断されます。放射線療法で照射を受けた部位のリンパ管がダメージを受けることでリンパ液の流れが悪くなります。さらに，がん細胞がリンパ節に侵入するとリンパ液の閉塞がおこります。その結果，リンパ液がうまく心臓に戻ることができず，皮下組織にリンパ液がたまりやすくなり，リンパ浮腫を引き起こします。

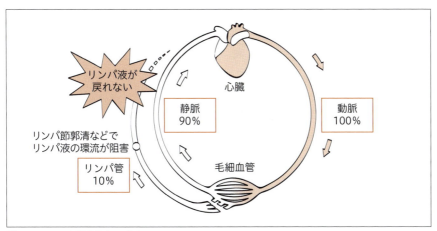

図2　リンパ浮腫発症の仕組み

リンパ浮腫の発症時期と発症部位について

　リンパ浮腫は，がん治療を受けたすべての患者さんが発症するとは限りません。リンパ浮腫を発症するきっかけは，例えば引っ越しや年末の大掃除などで重い荷物を運んだり，無理をし過ぎたりしたときです。また，けがや火傷などをきっかけにリンパ浮腫を発症することもあります。発症時期には個人差があり，手術後10年以上経過してから発症する場合もあります。

　発症部位は，治療した部位によって異なります。リンパ管は，全身に張り巡らされていいますが，流れ込むリンパ節は決まっています。リンパ管の流れには，境界線（「体液区分線」または「リンパ分水嶺」）(図3)によって異なります。例えば，右乳がんで腋窩リンパ節郭清術を受けた場合は，右上肢だけでなく，胸部や背中などにもむくみが生じます。

 リンパ浮腫の症状は？

　例えば，皆さんも日常生活で腕を使い過ぎたり，歩き過ぎたりしたとき

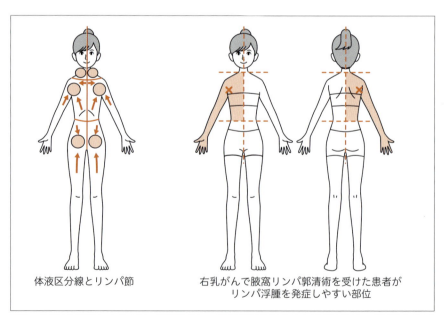

体液区分線とリンパ節　　　　右乳がんで腋窩リンパ節郭清術を受けた患者が
　　　　　　　　　　　　　　リンパ浮腫を発症しやすい部位

図3　体液区分線と右乳がんで腋窩リンパ節郭清術を受けた患者がリンパ浮腫を発症しやすい部位

には，腕や脚が「だるい」や「なんとなく重い」，または夕方になると靴がきついと感じた経験があると思います。

　リンパ浮腫の初期の自覚症状も，腕や脚がだるい，重い，疲れやすいなどです。また，腕時計や衣類の跡が残る，腕や脚が治療前より太くなったなどと感じる，いままで見えていた血管が見えなくなるなどの症状が出現します。

🔔 リンパ浮腫の治療

　リンパ浮腫の自覚症状を感じた場合は，医療機関の受診が必要です。リンパ浮腫の治療には，スキンケア，医療徒手リンパドレナージ(ML)，圧迫療法(包帯・スリーブ・ストッキング)，圧迫下の運動療法，日常生活指導といった複合的治療が行われます。ただし，複合的治療によって改善できるリンパ浮腫と改善が難しいリンパ浮腫，さらに，改善させてはいけないリンパ浮腫があります。リンパ浮腫の原因や患者さんの病態，がん治療に応じて対応は異なります。

🔔 リンパ浮腫はどう予防する？

　リンパ浮腫は，スキンケアと日常生活の工夫で予防が可能です。スキンケアの3大原則は保清・保湿・保護です。体を清潔に保つこと，皮膚が乾燥しないように入浴後などに保湿すること，そして皮膚を外的刺激から守ることです。また，リンパ浮腫が発症しやすい部位を観察し，早期発見に心がけることが大切です。もし，外傷ができた場合はすぐに対処する必要があります。

　日常生活の工夫として，虫刺されやペットによる傷，家事(包丁の使用，アイロンがけなど)を行うときはけがや火傷に注意が必要です。園芸や家庭菜園時にはゴム手袋や長袖・長ズボンを着用し，土の中の細菌や日照から皮膚を守ります。鍼灸は避けたほうがよいです。もし，腕がだるいなどの自覚症状を感じた場合は，休息が大切です。

　乳がん患者さんの場合，手術した腕(患肢)で採血や血圧測定は避けた

ほうがよいとされています。しかし，臨床では，確実な消毒と採血後に患肢の観察を継続すれば採血を許可している場合があります。患者さんの病態やリンパ節郭清の個数，日常生活，セルフケアを包括的にアセスメントし，採血や血圧測定についてはチームで検討することが大切です。

患者サポートの道しるべ

- 医療徒手リンパドレナージ，スリーブ・ストッキングは，リンパ浮腫の発症予防に効果があるというエビデンスはありません。しかし，腕や脚の疲労感があるときに，患者さん自身が心地よいと感じるマッサージは，リンパ浮腫を発症しやすい部位の観察もできるので禁止する必要はありません。また，スリーブ・ストッキングの着用を希望する場合，正しい着用方法を伝えることが大切です。

伝えたい一言

リンパ浮腫の合併症に「蜂窩織炎（ほうかしきえん）」があります。外傷などにより細菌が侵入することで，発赤や腫脹などリンパ浮腫を発症しやすい部位に炎症を起こす合併症です。炎症が強い場合，38度以上の発熱があります。適切な抗菌薬の治療が必要なので，医療機関の受診が必要です。

リンパ浮腫予防では，過度に日常生活を制限する必要はありません。医療者は，禁止事項を伝えるのではなく，患者さんの生活や趣味などを考え，リンパ浮腫を発症しない生活の工夫や患者さんができるセルフケアを一緒に考えることが大切です。

参考文献

1) 佐藤佳代子・編：リンパ浮腫の治療とケア，医学書院，p10，2005
2) 増島麻里子・編：病棟・外来から始めるリンパ浮腫予防指導，医学書院，2012
3) 佐藤佳代子：リンパ浮腫治療のセルフケア，文光堂，2007

Chapter 2 患者の知りたい生活上のあれこれ

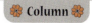

リンパ浮腫に感じる不安

　Aさんは，60歳代の女性，独居の方です。近隣に息子家族が住んでいました。Aさんは，約10年前に左乳がんと診断され，左乳房部分切除術と腋窩リンパ節郭清術を受けました。Aさんは，左腕が腫れている感じがすると，看護専門外来を受診しましたが，リンパ浮腫の発症は認めませんでした。Aさんに事実を伝え，今後もセルフケアを継続するように伝えました。Aさんから「本当に大丈夫ですか？」と，質問があったので，話を伺いました。

　Aさんは，「リンパ浮腫になった患者さんの写真を見ました。腋の手術をしたので，リンパ浮腫に注意する必要があるでしょう？　携帯電話を持ってもリンパ浮腫になるから持たないの。心配で，心配で…」と，話をしました。Aさんは，携帯電話も持つことを回避するなど，左腕をかばう生活を続けていることがわかりました。

　看護師は，Aさんの思いを受け止め，いままでのセルフケアを否定せず，Aさんの生活を振り返りながら具体的なセルフケアを考えました。Aさんは，「もう少し肩の力を抜いた生活でも大丈夫なことはわかりましたが，それでも心配です」と話していましたが，Aさんの希望があり面談を継続しました。Aさんは，リンパ浮腫発症の心配を持ちながらも，少しずつ左腕を使う生活へと拡大することができました。

妊孕性・性的なことに関するギモン

がん患者の妊娠と出産，性的な問題（Q42〜45）

納得のいく選択を支援するために

　がんと診断されたときに，医療者は患者さんの将来の妊娠・出産に対する考えや希望を把握することが大切です。診断直後でショックだろうという理由で，将来の妊娠・出産の情報提供をせずに治療を開始し，治療終了後に妊娠・出産の可能性が低いことを知れば，患者さんはどのような気持ちになるでしょうか。

　がんの治療が，将来の妊娠・出産あるいは性的なことに関する問題を引き起こすことがあります。医療者は，病状や今後の治療計画を踏まえ，治療に伴い生殖機能にどのような変化が予想されるのか，妊孕性温存の方法について，患者さんと家族に正しく情報提供する必要があります。患者さんが将来，子どもをもつ意味，子どもを育てる意味について考える機会をもつ場を提供してください。とはいえ，がん治療は妊孕性温存よりも治療を優先することが原則です。がん治療の開始時期を考えると，妊孕性温存を実施するには時間的制限があります。医療者は，限られた時間のなかで，患者さんが納得した選択ができるように支援をします。特に，女性は採卵しなければならず，月経周期によってはタイミングが合わないこともあります。また，妊孕性温存ができても必ず妊娠するとはかぎりません。患者さんが，妊孕性温存のメリットとデメリットについて正しく理解できるように説明することを忘れないでください。

　がん治療中（薬物療法中など）の性行為を安全にするために，患者さんに守って欲しいことがあります。まず，必ずコンドームを使用して必ず避

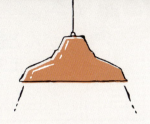

妊することです。乳がんの場合，用量経口避妊薬（ピル）は使用できません。また，化学療法による骨髄抑制の時期や骨盤部への放射線療法で粘膜炎が出現すれば，性行為は控えて感染や出血の予防をします。治療内容によって，守ってほしいことが異なることを医療者は理解し，患者さんに伝えることが大切です。

　がん治療終了後の性行為の再開は，患者さんとパートナーの心身が落ち着いたときに始めることがポイントです。いままでのようなオーガズムは得られない場合があります。また，治療の副作用や後遺症で性欲が減退したり，容姿の変化についてパートナーの反応が気になったりなどの悩みが生じます。医療者も患者さんも，羞恥心で性に関する話題を避ける傾向にありますが，性について話し合うことは非常に大切です。医療者は，積極的に性に関する情報を伝え，患者さんとパートナーのコミュニケーションを促します。いままでの性行為にこだわらず，新たな性のあり方や性行為の工夫を2人で考えることを支援します。

　最後に，一般的に，がん治療が終われば妊娠は可能です。妊娠は，がんの再発を促すことはないと示されています。患者さんが自然妊娠を希望すれば，避妊を中止するタイミングを伝えます。現在，妊孕性温存に関する十分な情報提供ができる医療機関は少なく，がん治療医と生殖医療医が同じ医療機関にいるとはかぎりません。がん患者さんの将来の妊娠・出産を支えるうえで，がん治療医と生殖医療医，医療機関の連携は不可欠です。患者さんが妊孕性温存の希望があれば，すぐに対応できるシステムの構築が急がれます。

Q42 がんと診断されましたが，妊娠はできますか？　将来，赤ちゃんが欲しいです。

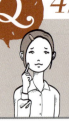

A　精巣や卵巣は，化学療法や放射線療法の影響を受けやすく，治療終了後の自然妊娠は難しくなる場合があります。ただし，年齢や治療の内容によっては，治療終了後に自然妊娠することは可能です。また，最近では，胚（受精卵）凍結などの生殖医療の進歩によって，がん治療前に妊孕性温存を行い，治療終了後に妊娠・出産している報告もあります。とはいえ，病状によっては妊孕性温存よりも治療を優先せざるを得ない場合があります。診断の早い段階から，将来の妊娠・出産について医療者と話し合うことが大切です。

妊孕性とは

「妊孕性」（fertility もしくは fecundity）とは，「生物が子孫を残すための繁殖力，つまり妊娠する力」と，日本がん・生殖医療学会は定義しています[1]。また，妊娠・出産により子どもを得ることを「挙児」といいます。

女性は年齢が上がるにつれて，卵子の数は減少し，卵子の質も低下するため，自然妊娠しにくくなります。しかし，個々の卵巣予備能などが保たれていれば，妊娠も可能です。男性の場合は，生涯生殖能力を持ち続けるという特徴があります。

がん診断と治療が妊娠・出産に及ぼす影響

妊娠・出産には，心理や身体だけでなく，社会的要因などが複雑に影響します。心理的要因には，がんと診断されたショック，治療に伴うボディイメージの変化などがあり，性的行動への欲求が低下します。身体的要因には，がん治療の副作用や後遺症で機能喪失や機能不全のため，将来妊娠

する可能性が低くなります。また，乳がんで用いる内分泌療法には，催奇形性との関連がある薬剤の使用や5年に及ぶ服薬期間が必要なこともあり，妊孕性に影響します。社会的要因には人間関係の変化や治療費などが含まれます。生殖年齢にある患者さんには，診断後の早い時期に将来の挙児希望を確認することが大切になります。

手術療法の影響

　手術療法では，がん病巣だけでなく正常組織も摘出します。例えば，卵巣腫瘍の場合，片側切除では妊娠の可能性はありますが，両側の卵巣切除をした場合，卵子をつくることができません。また，胎児を育てる場所である子宮を摘出すれば，妊娠はできません。

　精巣腫瘍は10万人に1人程度でまれな病気ですが，20歳代後半から30歳代の男性に多く，精巣は男性ホルモンを分泌する役割と精子形成の役割があります。精巣を摘出すると精子形成ができません。また，精路閉塞がおこり閉塞性無精子症となる場合，神経障害により勃起や射精障害で妊娠成立までに至らない可能性があります。

薬物療法の影響

　薬物療法は，化学療法，分子標的治療法，内分泌療法に大別されます。
①化学療法
　性腺機能に影響する代表的な薬剤は，シクロホスファミド，ブスルファンなどのアルカリ化薬，タキサン系薬，シスプラチンを含むレジメンなどです。女性の場合，卵巣に直接作用し，卵巣機能不全になりやすいです。男性では，精巣機能が低下し，精子が減少あるいは消失します。治療終了後，卵巣機能と精巣機能は回復し，自然妊娠に至る可能性があります。しかし，使用する薬剤の種類や量，女性の場合は年齢や卵巣予備能などによっては，妊娠可能な程度への回復は難しいです。
②分子標的療法
　分子標的薬であるトラスツズマブの副作用に，妊娠中の羊水減少があ

り，妊娠継続が難しいです。必ず避妊が必要です。
③内分泌療法
　乳がんで使用されるタモキシフェンは，卵巣機能の低下を来す可能性があり，催奇形性との関連があるため[2]，治療中の妊娠は避けたほうがよいです。治療終了後は，2カ月間の避妊が必要です[3]。

 放射線療法の影響

　腹部または骨盤部への放射線療法は，照射線量と年齢によって精巣や卵巣などへの影響の程度は異なります。精巣は，2.5Gy以上の照射で遷延性無精子症になります。鉛製のカバーで精巣を保護することが，男性の生殖能力を保持するために有用とされています。女性では，10歳で18.4Gy，20歳で16.5Gy，30歳で14.3Gyの放射線照射により，97.5％が卵巣機能障害を起こすという報告があります[4]。また，骨盤部への照射では膣萎縮や膣粘液分泌の減少などの副作用があり，性的行動への意欲が低下し，妊娠の機会が減る場合もあります。

 血液がんの治療と妊娠・出産の関係

　造血幹細胞移植前に行う化学療法や全身への放射線療法で，男性では無精子症，女性では無月経になるため，妊娠ができないリスクは高まります。

関連ウェブサイト

　がん患者の妊孕性については以下も参考にされるとよいでしょう。
・厚生労働科学研究費補助金がん対策推進総合研究事業：小児・若年がん長期生存者に対する妊孕性のエビデンスと生殖医療ネットワーク構築に関する研究（http://www.j-sfp.org/ped/index.html）
・日本がん・生殖医療学会：がん治療と妊娠（http://www.j-sfp.org/）
・厚生労働省　若年乳がん患者のサバイバーシップ支援プロジェクト：若年乳がん「乳がん治療にあたり将来の出産をご希望の患者さんへ」（http://www.jakunen.com/common/file/02.pdf）

患者サポートの道しるべ

- 生殖年齢にある人が、がんと診断されると病やがん治療だけでなく、将来の妊娠と出産に関連する悩みや不安をもちます。受精卵凍結などの生殖医療の技術がすすみ、がん治療後に妊娠・出産できる可能性がでてきました。医療者は、患者さんが将来の妊娠を安易にあきらめないように関わることが大切です。ただし、患者さんの原疾患の病状によっては、がん治療を優先したほうが安全な場合があります。また、生殖医療によってすべての方が妊娠・出産できるとはかぎりません。がん治療と将来の妊娠・出産について、患者さんと家族、医療者間でのコミュニケーションが非常に重要です。

 伝えたい一言

がん診断で将来の妊娠・出産まで考えが及ばない患者さんもいますが、がん治療終了後に妊娠・出産ができない事実を知り、後悔するケースもあります。がんの治療医と生殖医療医などの医療者と十分なコミュニケーションをとり、患者さんと家族と話し合う機会をもってください。

参考文献

1) 日本がん・生殖医療学会（http://j-sfp.org/）（2016年1月参照）
2) 日本乳癌学会・編：科学的根拠に基づく乳癌診療ガイドライン ①治療編 2015年版，金原出版，2015
3) 日本がん・生殖医療研究会，「乳癌患者の妊孕性保持のための治療選択・患者支援プログラム／関係ガイドラインの開発」班・編：乳がん患者の妊娠出産と生殖医療に関する診療の手引き 2014年度版，金原出版，2014
4) Wallace WH, et al：Fertility preservation for young patients with cancer: who is at risk and what can be offered?. Lancet Oncol, 6(4)：209-218, 2005
5) 鈴木久美・編：女性性を支えるがん看護，医学書院，2015
6) Loren AW, et al：Fertility preservation for patients with cancer: American Society of Clinical Oncology clinical practice guideline update. J Clin Oncol, 31(19)：2500-2510, 2013
7) がん情報サイト（http://cancerinfo.tri-kobe.org/index.html）（2015年11月参照）

Q43 妊孕性温存の方法について教えてください。

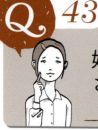

A 妊孕性温存には，精子凍結，未受精卵（卵子）凍結，胚（受精卵）凍結などがあります。保存と凍結は1年ごとの更新が必要です。生殖医療の技術は進歩していますが，女性の場合，年齢とともに卵子の数が減少すること，月経周期のタイミングが合わず採卵できないことがあります。また，原疾患の状況によっては，妊孕性温存を実施する時間がない場合もありますし，妊孕性温存をしても100％妊娠するとは限りません。妊孕性温存に必要な費用は，通常は自費診療ですが，「特定不妊治療助成制度」と呼ばれる助成金制度があります。妊孕性温存を希望される場合は，生殖医療医と連携しながら，患者さんを支援します。

不妊症とは？

WHO（世界保健機関）や米国生殖医学会は，不妊症を，1年経っても子どもができない状態と定義し，日本産科婦人科学会は，結婚して普通の性生活を営んでいるのに，1年経っても子どもができない状態としています。

がん治療の副作用や後遺症で，不妊症になる場合があります。妊娠・出産は，がん治療を受けた患者さんだけの問題ではなく，妊娠・出産を望む男女が一緒に取り組む問題です。がん治療と，子どもをつくる，子どもを育てるということの意味を2人でよく話し合うことが大切です。患者さんとパートナーが納得した選択ができることは，がんと診断された後もその人らしく生きることへの支援となります。

診断時あるいは治療前に把握したいポイント

がん治療を受けたすべての患者さんが不妊症になるとはかぎりません。しかし，化学療法や放射線療法が，卵巣や精巣に何らかの影響を及ぼすこ

とは事実です。女性の場合、化学療法が生殖機能に与える影響を治療前に予測することができます。がん治療と妊孕性温存を考えるうえで、がんの診断後に次の項目について把握することが大切です。

- **妊娠・出産の希望について**：子どもの人数、妊娠し子どもをもつことや子どもを育てる意味など
- **がんについて**：がんの種類、病状、再発リスク
- **がん治療について**：治療の目的、内容、効果、スケジュール、費用
- **生殖機能について**：治療終了後の年齢、治療前の妊孕性と、治療後に予想される妊孕性、生殖医療の可能性
- **周囲の環境について**：パートナーの有無、パートナーや家族の考え
- **経済的な問題について**：生殖医療にかけられる費用

妊孕性温存とは？

生殖補助医療（assisted reproductive technology；ART）とは、自然妊娠が困難な場合に、卵巣刺激や体外受精・胚移植等の医療技術を用いて妊娠出産を支援する医療のことです。妊孕性温存とは、生殖年齢にあるがん患者さんが治療によって将来妊娠の可能性が消失しないように、がん治療前に生殖機能を温存することです。

妊孕性温存には、精子凍結、受精卵（胚）凍結、未受精卵（卵子）凍結、卵巣組織凍結保存などがあります。ただし、凍結予定の卵巣に悪性腫瘍が認められる場合は、卵巣組織を凍結・保存することはできません。また、希望者が成人の場合には本人の同意に基づいて凍結保存を実施することができますが、未成年者の場合には本人および親権者の同意が必要になります。

①**精子凍結**：精子をマイナス196度で凍結し、保存することで、半永久的に凍結保存することが可能です。安全性は医学的に立証されています。

②**未受精卵（卵子）凍結**：将来精子と受精させるために、卵巣から採取した卵子を受精させない状態で凍結保存することです。卵子凍結保存による妊娠率は、受精卵と比べ半分程度のため、パートナーがいる場合は、可能な限り受精卵凍結を考慮したほうがよいとされています。

③胚（受精卵）凍結：卵子と精子を体外受精させできた胚（受精卵）を凍結し保存することです。
④卵巣組織凍結保存：生殖補助医療もしくは自然妊娠のために，卵巣組織を手術により一部切除し凍結保存しておくことです。この方法は，臨床試験の段階です。
⑤薬物療法：化学療法の1～2週間前から化学療法終了までGnRHアゴニスト（性腺刺激ホルモン放出ホルモンアゴニスト）を使用して，卵胞の成熟を抑制し，化学療法による卵巣障害を最小限にする方法です。しかし，がん治療後の妊孕性を改善できるかは明らかではありません。

生殖医療に必要な費用

治療費は，原則自費診療ですが，採血（一部自費），精液検査，超音波検査などは保険適用です。生殖医療に必要な費用は，各施設により異なります。

「特定不妊治療助成制度」と呼ばれる助成金制度があります（厚生労働省ホームページ，http://www.mhlw.go.jp/bunya/kodomo/funin-chiryou.html）。この制度は，体外受精または顕微授精の不妊治療を受けた際に適用となり，助成金の詳細については各都道府県の地方自治体に確認してください。

男性の場合，精子凍結は約3～10万円程度です。女性では，スクリーニング検査，卵巣予備能力検査は自費診療です。卵巣刺激は2～20万円，排卵から胚移植までは20～30万円です。凍結・保存は，1年ごとに凍結更新の手続きが必要で，更新費用が発生します。また，保存の個数によって費用が変わります。

患者サポートの道しるべ

　生殖医療の進歩により，がんに罹患しても治療が終われば妊娠・出産できる可能性が出てきました．近年，法的に婚姻届を出していなくても，社会的に夫婦関係にある場合は胚（受精卵）凍結が可能となりました．

　しかし，女性の場合，30代半ばから卵子は減少するので，治療前に採卵できないことがあります．月経周期によってはタイミングが合わず排卵できない場合もあります．また，妊孕性温存ができても，妊娠・出産に至らない場合もあります．がんの病状によっては，治療を優先し，妊孕性温存をあきらめることも必要になるので，医療者の支援が重要になります．

伝えたい一言

患者さんが妊孕性温存の方法について知りたいという希望があれば，情報提供し，生殖医療医と連携することが必要です．たとえ，がん治療を優先すべき状況でも，患者さんと妊孕性について考えることが大切です．

参考文献
1) 一般社団法人日本生殖医学会（http://www.jsrm.or.jp/index.html）
2) 石川博通，他：精子の凍結保存：とくに悪性腫瘍治療前の凍結保存について．歯科学報，107(5)：505－512，2007
3) 鈴木久美・編：女性性を支えるがん看護．医学書院，2015
4) 日本がん・生殖医療研究会，「乳癌患者の妊孕性保持のための治療選択・患者支援プログラム／関係ガイドラインの開発」班・編：乳がん患者の妊娠出産と生殖医療に関する診療の手引き2014年度版，金原出版，2014

Q44 がんの治療中に性行為をしても大丈夫ですか？

A　がん治療中でも性行為は可能です。ただし，妊娠の可能性もあるので必ず避妊が必要です。また，治療の副作用の出現時期に応じた注意が必要です。例えば，化学療法の骨髄抑制の時期や放射線療法の粘膜障害が出現する時期は，性行為によって粘膜が傷つき感染を引き起こす可能性があります。その期間は，性行為を控えてください。性行為の再開時期は医療者に確認してください。治療の副作用でいままでどおりの性行為が楽しめなくなる場合もあります。カップルでコミュニケーションをとりながら，新たな性の楽しみ方に取り組むことが大切です。

 化学療法中の性行為

　化学療法中も性行為はできますが，副作用の出現時期に応じた注意が必要です。また，男性の場合，薬剤が精液に混じっている可能性があるので必ずコンドームを使用してください。女性の場合は，化学療法が卵巣にダメージを与えますが，妊娠の可能性があるので必ず避妊が必要です。

①骨髄抑制の時期

　骨髄抑制の時期は，性行為が原因で感染を起こす可能性，少しの刺激で粘膜から出血する可能性，力むことで脳出血を招く可能性があります。感染予防のために必ずコンドームを使用すること，口や肛門を使った行為は避けること，出血のリスクがある時期は性行為を避ける必要があります。

②口腔粘膜炎が出現時

　口腔粘膜炎があらわれれば，ペニスや陰部などの粘膜も炎症を起こしている可能性があります。性行為で感染を起こすリスクがあります。粘膜を清潔にし，安静にするために，性行為は避けてください。

③性交痛があるとき

女性の場合，治療の副作用で腟の乾燥や分泌物低下で性交痛を感じます。痛みは性行動への意欲の低下を招くので，我慢はしないでください。市販されている水溶性の腟潤滑用ゼリー(図1)を用いてください。また，前戯を楽しんだり，スキンシップで快感を得たり，コミュニケーションをとるなどの工夫をしながら性交を楽しむことが大切です。

水溶性腟潤滑ゼリーは，薬局やインターネットで購入可能です。1回使い切りタイプやワンタッチの開閉が可能なタイプなどがあります。

内分泌療法中の性行為

性行為は可能です。内分泌療法の多くは乳がん患者さん，あるいは前立腺がん患者さんが適応となります。使用される薬剤は，胎児に影響するので必ず避妊が必要です。

放射線療法中の性行為

放射線療法には，照射装置を用いて体の外から放射線を照射する「外部照射」と，放射線が発生する物質を体内に留置して照射する「内部照射」があります。放射線は胎児に影響するため，必ず避妊が必要です。

①外部照射

男女を問わず，性行為をすることが可能です。しかし，粘膜障害が出現する時期の性行為は，感染を回避するために控えてください。骨盤部に放射線療法を受けている女性は，腟萎縮や粘液分泌が減り，性交時痛が生じることがあります。無理に性行為を続けず，治療終了後に腟ダイレーター(図2)や水溶性潤滑用ゼリーを試しながら性行為を再開してください。また，腟周囲の組織が回復するまで待つことも必要です。男性では，勃起障害や射精時の不快感が生じることがあります。性交がゴールだと思わず，カップルなりの新たな性の楽しみ方を発見できる支援が大切です。

②内部照射

放射線源と呼ばれるカプセルなどを体内に留置して治療をする小線源治

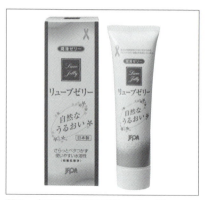

図1　水溶性腟潤滑ゼリーの一例
（ジェクス株式会社より許可を得て掲載）

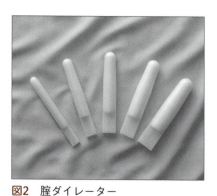

図2　腟ダイレーター
腟ダイレーターの購入は，医師の処方が必要です。また，医療者の指導のもと患者自身が使用する医療器具です。
（日本性科学会より許可を得て掲載）

療と，液状の放射線物質の服薬や点滴をして行う治療があります。小線源治療では，尿，汗，唾液などの体液から放射線が放出することはありません。しかし，液状の液体の線源では，体液から数日間放射線が発生しますので，性行為はしないでください。性行為の再開の時期は，医療者への確認が必要です。

患者サポートの道しるべ

　性行為は，人が生きていくうえで大切な生活の一部です。がんの治療中だからと性行為を我慢する必要はありません。患者さんらしく生きるためにも，がん治療を継続しながら性行為を楽しむ生活を考えた支援が大切です。ただ，化学療法には骨髄抑制から感染や出血を引き起こすと生命を脅かす可能性があります。また，放射線療法の治療内容によってはパートナーに影響する場合があります。医療者は，患者さんの治療内容を把握し，性行為時の注意点を適切に説明する支援が大切です。

Chapter 2 患者の知りたい生活上のあれこれ

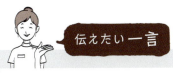 伝えたい一言

治療開始前にがん治療中の性に関する書籍や小冊子，水溶性潤滑ゼリーなどを紹介する方法もよいでしょう（「乳がん患者さんとパートナーの幸せな性へのアドバイス」は，http://www.jakunen.com/ からダウンロード可能）。

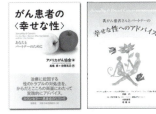

がん治療の性に関する書籍や小冊子

専門の相談窓口に相談してみるという方法もあります〔性カウンセリング専門の窓口日本性科学会カウンセリング室（http://www14.plala.or.jp/jsss/counseling）など〕。

参考文献
1) アメリカがん協会・編，高橋都，他・訳：がん患者の〈幸せな性〉あなたとパートナーのために・新装版．春秋社，2007
2) 鈴木久美・編：女性性を支えるがん看護．医学書院，2015

卵子凍結ができなかった女性

Bさんは，30歳半ばの未婚の女性，パートナーはいませんでした。仕事で海外赴任するため，健康診断を受けたところ左乳房に腫瘤を指摘され，検査の結果，左乳がんのStage Ⅰと診断されました。

Bさんは手術後に内分泌療法をすることになり，看護師が挙児希望を確認すると「乳がんの治療が妊娠に影響するとは思いませんでした。念願の海外赴任も保留となり…。自分の意思で子どもを産まないのと，子どもを産めないでは意味が違う」と，話した後に沈黙されました。

Bさんは生殖医療機関を受診しましたが，月経不順で，排卵日のタイミングが合わず卵子凍結ができませんでした。内分泌療法開始時に「後悔はありません。治療前に妊孕性の話を聴けてよかったです。子どもが産めない可能性も含めて自分の人生だと少しずつ思えてきました。治療が落ち着けば海外赴任の準備を始める予定です」と話されました。

Q45 がんの治療が終わったのですが,性行為はいつから始めることができますか?

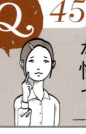

A いつでも可能です。ただし,治療の内容によっては,再開の時期を医療者に確認することが必要です。また,再開を望む時期は,個人やカップルによって異なりますので,相手も自分も心身ともに落ち着き,お互いに準備ができたときに始めてください。相手が求めてきた場合は,いまの気持ちや体の変化を正直に伝えましょう。もし,性行為を試みても,いままでのオーガズムが得られなければ,愛撫や体位の工夫をしながら,コミュニケーションを図ることが大切です。2人で話し合いながら,新たな性のあり方や楽しみ方を探す努力が必要です。あせらず,ゆっくり,時間をかけることが大事です。

手術療法終了後の性行為

手術終了後は,創部の治癒過程に応じて性行為の開始時期は異なるので主治医に確認が必要です。また,手術操作で,愛撫による感覚の変化を生じることがあります。時間経過に伴い症状は改善します。

手術部位が圧迫されないか,リンパ浮腫にならないかと不安になる場合や,腕や肩関節の動きが回復していないときは,不安やいまの体の状況を相手に伝え,クッションや枕を活用する,体位を工夫するなどパートナーと話し合うことが大切です。創部痛がある場合,鎮痛薬を使用することも効果的です。

乳がんの手術後は,「創部を見せたくない」と感じたり,パートナーの反応が気になったりすることがあります。Tシャツの着用や電気を暗くする,体位を工夫するなどして,性行為を楽しむ工夫が必要です。また,乳がんで乳房再建をした場合は,患側乳房の性的感覚はありませんが,健側

乳房の性的感覚は問題ありません。

　人工肛門や人工膀胱を造設後の患者は，臭気や排泄物が気になり，性行為に踏み出せない人もいます。性行為前の食事に気をつける，手作りや既製品のパウチカバーを活用する，性行為のときは小さいパウチに変更する，香水を利用するなどし，性行為に集中できる環境をつくることが大切です。

化学療法終了後の性行為

　骨髄抑制の時期は感染や出血のリスクを伴うので，性行為は控えてください。副作用による症状（全身倦怠感，食欲不振，消化器症状など）や脱毛など容姿の変化がある場合は，性欲が減退します。相手が求めるからと，無理に性行為をするとつらい経験になる場合もあります。副作用症状は改善するので，いまの状況を相手に伝え，少し待ってもらうとよいでしょう。薬が卵巣に影響し，腟の乾燥や腟粘膜の萎縮で性交痛を伴う場合は，水溶性腟潤滑ゼリー（171ページ参照）を試してください。

　化学療法の影響を受けた卵子は，胎児異常を発生する可能性があるので，治療後6カ月程度は避妊が必要です。精子の場合，化学療法開始2〜3カ月以内は，薬剤が精子に移行している可能性があるので，コンドームを用いた避妊が必要です[1]。

内分泌療法終了後の性行為

　ホルモン感受性がある乳がんは，内分泌療法が適応となります。内分泌療法は5〜10年の治療期間にわたります。卵巣の機能や女性ホルモンの働きを抑制するため，腟の乾燥や腟粘膜の萎縮が生じ，性交痛があります。また，ほてり・発汗・イライラ・不眠などの更年期症状で性欲が減退することもあります。避妊をしていれば性行為の開始時期の制限はありませんので，水溶性腟潤滑ゼリーを使用したり，気持ちの準備をしたりしながら少しずつ再開してください。妊娠・出産を希望される乳がん患者さんの場合，薬剤が体内に残っているので治療終了後2カ月の避妊が必要です。

放射線療法終了後の性行為

　個人差はありますが，全身倦怠感や放射線皮膚炎が残ります。放射線皮膚炎が落ち着くまでは，照射部位の清潔と安静が必要です。照射部位を圧迫しない，摩擦を避けながら，性行為を開始してください。骨盤部に放射線照射を受けた女性では，治療後数週間目に腟に不快を感じることがあります。腟に炎症があると不快感は強くなるので，症状が落ち着くまで男性に協力してもらうこと，また，腟の感染を避けるためオーラルセックスは控える必要があります。腟組織が萎縮した場合は，腟ダイレーター（171ページ参照）や水溶性潤滑用ゼリーを試しながら，ゆっくり性行為を再開してください。

　副作用や気持ちが落ち着かず，性行為を楽しめないと感じるときは，無理に性行為をすることはありません。パートナーとコミュニケーションをとり，ゆっくり再開することが大切です。

がん治療後の性生活を楽しむために

　がん治療で，容姿の変化や性的な快感が損なわれます。パートナーの反応が気になる場合は，正直に気持ちを相手に伝え，そしてパートナーと話し合い，衣類の着用，体位の工夫，環境を調整するなどし，性行為を楽しむ方法を見つけることが大切です。

　男性では，勃起や射精が難しくなっても，会陰部への適切な愛撫によって，オーガズムを得ることは可能です。女性の場合も，時間の経過とともに，性的な欲求を取り戻し，再びオーガズムを得ることは可能です。性交痛がある場合も，我慢はせず，相手に伝え，前戯を楽しんだり，女性が楽な体位の工夫をしたり，水溶性腟潤滑ゼリーや潤滑ゼリーつきのコンドームを試す方法もあります。

　挿入やオーガズムの獲得などにこだわらず，スキンシップやコミュニケーションをとりながら，新たな性生活を楽しむ方法を一緒に考える努力が必要です。

Chapter 2 患者の知りたい生活上のあれこれ

患者サポートの道しるべ

- 性に関する話題は,患者さんも医療者も抵抗があると思います。しかし,性行為は生活の一部であり,楽しむことが大切です。
- 患者さんとパートナーは,がん治療終了後の性行為に対して不安や悩みを抱いています。医療者から,性に関する話題を提供することが大切ですし,患者さんとパートナーが相談しやすい場を確保する必要があります。

 伝えたい一言

いままでの性行為にこだわらず,新たな性のあり方,性の楽しみ方を考えることができるように,性に関する基本的な情報提供や相談に応じながら支援をしてください。ただ,より専門知識が必要だと判断した場合は,性の専門家につなぐことが大切になります。

性への支援を考えるうえでのヒントにPLISSIT Model(表1)とThe BETTER Model(表2)を紹介しますので,参考にしてください。PLISSIT Modelは,段階的に性へのケアの関わり方を示したモデルで,4段階の頭文字の組み合わせです。初めの2段階(PとLI)までは,一般医療者の実践可能ですが,3と4段階目(SSとIT)は,性の専門の医療者の対応が必要です。

The BETTER Modelは,看護師がセクシュアリティの性のケアを実践する時に役立つツールで,6つのケアの頭文字を合わせたものです。

表1 PLISSITモデル

Permission	許可:性相談を受け付けるというメッセージを出す	医療者が対応できる
Limited Information	基本的情報の提供	
Specific Suggestions	個別的アドバイスの提供	専門の医療者の対応が必要
Intensive Therapy	集中的治療(より専門のスタッフに紹介する)	

(Annon JS:A proposed conceptual scheme for the behavioral treatment of sexual problems. Journal of Sex Education and Therapy, 2(1):1-15, 1976 より引用)

表2 The BETTER Model

Bring up	セクシュアリティおよび性的な機能の話題を取り上げる
Explain	セクシュアリティは,生活の質の大切な一部であることを患者とパートナーに説明する
Tell	活用できる資源のリソースを伝える。必要な情報を得られるように支援する
Timing	タイミングは重要。患者やパートナーが希望に応じて話し合うことを促す
Educate	可能性のある性への影響と変化,生殖機能への影響について患者とパートナーへの教育をする
Record	フォローアップのためにも,話し合いの内容など看護介入,成果を記録する

(Mick J, et al : Using the BETTER model to assess sexuality. Clinical Journal of Oncology Nursing, 8(1) : 84-86, 2004 より引用)

参考文献

1) アメリカがん協会・編,高橋都,針間克己・訳:がん患者の〈幸せな性〉あなたとパートナーのために・新装版.春秋社,2007
2) Annon JS : A proposed conceptual scheme for the behavioral treatment of sexual problems. Journal of Sex Education and Therapy, 2(1) : 1-15, 1976
3) Mick J, et al : Using the BETTER model to assess sexuality. Clinical Journal of Oncology Nursing, 8(1) : 84-86, 2004
4) 鈴木久美・編:女性性を支えるがん看護.医学書院,2015
5) 高橋都:がん治療を受ける患者の性をどう支えるか.がん看護,19(3) : 271-273, 2014

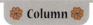

胃がん化学療法中にあった性の相談

　Cさんは，30歳代の男性，妻と子ども1人の3人暮らしでした。胃部不快感があり，精査の結果，胃がんと診断を受け，手術目的で入院しました。手術後の経過は良好で，クリニカルパス通りの退院となりました。手術の結果，術後補助化学療法の適応のため，術後5週目からS-1（80mg/m^2／日の4週間投与2週間休薬を1コースとし，術後1年間継続）を開始しました。

　治療開始2カ月目に，妻から「性行為をしてもいいですか」と，待合室の片隅で質問がありました。看護師は，治療開始前に挙児希望の確認をしていましたが，性行為に関する説明をしていませんでした。看護師は，治療中の性行為の制限はないことを伝えました。そのうえで，治療中は必ずコンドームを使用すること，骨髄抑制の時期は口や肛門を使った行為は避けること，口腔粘膜炎が生じた場合は性行為を控えることなど，性行為をするうえでの注意点を伝えました。Cさんの妻から「性について質問していいのか随分迷いました。夫と話していても答えがなくて…。相談してよかったです」と，安堵の表情がありました。

　Cさん夫婦は2カ月間，医療者に性の相談をすることに悩んでいたことがわかりました。治療開始前は，患者さん自身が病や治療と向き合うことで精一杯の可能性がありますが，治療中のタイミングを見計らいながら，患者さんとパートナーに必ず性についての疑問や心配に応じる必要があります。

IV 外出や旅行に関するギモン

治療中の外出や旅行について（Q46〜52）

治療中の旅行についてどう説明しますか？

　抗がん薬や放射線治療中の方でも，体調の良い治療の合間や，休薬期間中に家族や友人と電車や飛行機などで国内移動や海外旅行を楽しまれる方が多くなってきています。日本旅行業協会の統計では，2014年の海外旅行者数169万人と年々増加傾向にあります。外務省海外邦人援護統計によると，2013年に海外での死亡者数は601人と過去10年間で3番目に多く，その7割が疾病などで占められています。

　日本旅行医学会では，「飛行機内の気圧は0.8気圧しかありません。これは富士山の5合目，つまり海抜2,500mに相当する気圧です。気圧の低さに比例して酸素量も地上より20％少なくなります。つまり血液中の酸素も減るということで，健康な人であっても血中の酸素の割合は5％も減少します。健康な人にはなんの影響もなくても，高齢者や心臓や肺の病気を抱えている人，貧血のある人にとって酸素不足は大きな負担となります」——と説明しています。飛行機にこのような危険が潜んでいることを知る人は，それほど多くないかもしれません。抗がん薬や放射線治療により体力の低下している患者さんの場合，機内で急変する可能性も考えられます。

　治療をしている患者さんが，飛行機や電車などで旅行や移動をしたいと思ったときに相談する場所がない，もしくは，相談したとしても相談した先が情報をもっていない場合，不安を抱えたまま出かけなくてはなりません。

　「Ⅳ　外出や旅行に関するギモン」では，旅行に関する情報をまとめま

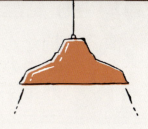

した．治療をしながらでも，自分らしく生きる患者さんのサポートに役立てていただけたらと思います．

参考文献
1) 日本旅行業協会ホームページ（https://www.jata-net.or.jp/）
2) 外務省：海外邦人援護統計（http://www.anzen.mofa.go.jp/anzen_info/support.html）
3) 日本旅行医学会ホームページ（http://jstm.gr.jp/）

Q46 抗がん薬治療中で体力の衰えを感じています。外出するのが不安です。

A 体力や筋力はリハビリテーションによって回復できます。また，抗がん薬治療中に外出をしていけないことはありません。化学療法によっては副作用が強く出現する薬もありますので，体調が優れないときは十分に休息を取るようにし，休薬期間中などは体調を見ながら適度な運動を取り入れるのもよいでしょう。運動や外出をすることでリフレッシュでき，治療にも前向きに取り組むことができるでしょう。

 がんリハビリテーション

化学療法や放射線療法，がんの進行により，体には筋力低下に伴う運動野能力の低下，拘縮，しびれや神経障害，疼痛などの障害が生じます。リハビリテーションは，身体の機能を向上させ，活動時の体力の低下や疲労感の軽減，日常生活の向上が期待できます。また，それに伴い心理的な改善効果も期待され，治療に前向きに取り組むことができるようになるでしょう。

 リハビリテーションを受けられる場所

自己診断でリハビリテーションを行ってしまうと，症状が悪化してしまう恐れがあります。まずは，治療の状況や全身状態を把握している主治医に相談しましょう。病院のホームページで紹介されている場合もあります。がんのリハビリテーションは，治療開始前から治療中も継続されますので，専門の医師，看護師，作業療法士，理学療法士，言語聴覚士の指導のもと行いましょう。

Chapter 2 患者の知りたい生活上のあれこれ

 リハビリテーションの費用

　リハビリテーションは，がんの種類や進行，がんに対して行う治療およびそれに伴って発生する副作用または，障害などについて十分な配慮を行ったうえで，がんやがん治療により生じた疼痛，筋力低下，障害などに対して行います。二次的障害を予防し，運動器の低下や生活機能の低下予防・改善することを目的としています。種々の運動療法，実用歩行訓練，

表1　平成26年度診療報酬改定におけるがん患者リハビリテーション料

> **がん患者リハビリテーション料　205点 (1単位)**
> 厚生労働大臣が定める施設基準に適合しているものとして地方厚生局長等に届け出た保険医療機関において，別に厚生労働大臣が定める患者であって，がんの治療のために入院しているものに対して，個別療法であるリハビリテーションを行った場合に，患者1人につき1日6単位まで算定する

表2　がん患者リハビリテーション料の対象

> がん患者リハビリテーション料の対象となる患者は，入院中のがん患者であって，以下のいずれかに該当する者をいい，医師が個別にがん患者リハビリテーションが必要であると認める者である。
> ア　食道がん，肺がん，縦隔腫瘍，胃がん，肝臓がん，胆嚢がん，膵臓がん又は大腸がんと診断され，当該入院中に閉鎖循環式全身麻酔によりがんの治療のための手術が行われる予定の患者又は行われた患者
> イ　舌がん，口腔がん，咽頭がん，喉頭がん，その他頸部リンパ節郭清を必要とするがんにより入院し，当該入院中に放射線治療若しくは閉鎖循環式全身麻酔による手術が行われる予定の患者又は行われた患者
> ウ　乳がんにより入院し，当該入院中にリンパ節郭清を伴う乳房切除術が行われる予定の患者又は行われた患者で，術後に肩関節の運動障害等を起こす可能性がある患者
> エ　骨軟部腫瘍又はがんの骨転移に対して，当該入院中に患肢温存術若しくは切断術，創外固定若しくはピン固定等の固定術，化学療法又は放射線治療が行われる予定の患者又は行われた患者
> オ　原発性脳腫瘍又は転移性脳腫瘍の患者であって，当該入院中に手術若しくは放射線治療が行われる予定の患者又は行われた患者
> カ　血液腫瘍により，当該入院中に化学療法若しくは造血幹細胞移植が行われる予定の患者又は行われた患者
> キ　当該入院中に骨髄抑制を来しうる化学療法が行われる予定の患者又は行われた患者
> ク　在宅において緩和ケア主体で治療を行っている進行がん又は末期がんの患者であって，症状増悪のため一時的に入院加療を行っており，在宅復帰を目的としたリハビリテーションが必要な患者

日常生活活動訓練，物理療法，応用的動作能力，社会的適応能力の回復等を組み合わせて個々の症例に応じたリハビリが必要だと医師が判断した場合は，保険範囲内で実施することが可能です(表1，2)。

参考文献
1) 辻哲也・監：がんのリハビリテーションQ&A，中外医学社，2015
2) 青山美智子・著：診療報酬完全攻略マニュアル2015年補訂版，医学通信社，2015
3) 国立がん研究センター：がん情報サービス(http://ganjoho.jp/public/index.html)

サポートを受けながらがん治療を

「せめて両親のお墓参りだけには行きたい」——入院されている中高年の患者さんとお話していると，このような声を聞きます。なかには「妻と旅行したい」，「一度でいいから海外旅行に行きたかった」など，やはり，入院治療が必要だとわかっていても，いざ入院してみると閉鎖された空間の中で，退院したら何をしたいと思いを巡らす患者さんが多いように感じます。

国立がん研究センターでは，2015年がん患者さんの罹患率予想は約9万人と前年よりも増加を予測しています。また，治療の進歩に伴い就労しながら抗がん薬治療を行うこともできるようになりました。日常生活のなかで，さまざまなサポートを受けながら治療をしている患者さんが多くなってきています。それに伴い，ある鉄道会社では，係員がホームまでの案内および列車の乗降のお手伝いをしてくれるサービスや，旅行会社によっては，医療従事者が同行するプランなどを導入しています。

やりたいことを我慢するのではなく，さまざまなサポートを受けながら希望を叶えて行ってほしいと思います。そして，リフレッシュして次の治療に望んでいただけたらと思います。

〔金井 彩子〕

Q47 がん患者は温泉に入れないのですか?

A 温泉に関しては,「温泉法」という法律に定められています。第18条に温泉を公共の浴場または飲用に使用する場合は,施設内の見やすい場所に「禁忌症」を記載しなくてはならないと記載されています。入浴される際,温泉施設で禁忌症について確認しましょう。なかには,悪性腫瘍と記載されていることもありますが,厚生労働省は,禁忌症について「1回の入浴・飲用でも有害事象を生ずる危険性がある病気,病態である」と定義づけています。そのため,すべてのがん患者さんが入浴することを禁止しているわけではありません。倦怠感や体調が優れないときの入浴は控えましょう。ご自身で判断できない場合は,主治医に相談しましょう。

温泉の一般的禁忌症(浴用)

温泉の一般的な禁忌症には下記のようなものがあります[1]。

- 熱があるとき
- 進行した悪性腫瘍又は高度の貧血など身体衰弱が激しい場合
- 少し動くと息苦しくなるような心臓の病気
- むくみのあるような重い腎臓の病気
- 消化管出血,目に見えるような出血があるとき
- 慢性の病気,急性の増悪期

また,泉質別では表のように禁忌症が定められています。

表　泉質別禁忌症

温泉	禁忌症
酸性泉	皮膚または粘膜が過敏な人 高齢者の皮膚乾燥症
硫黄泉	皮膚または粘膜が過敏な人 高齢者の皮膚乾燥症

入浴時の注意点

入浴前，入浴時，入浴後にはそれぞれ注意すべきことなどがあります。以下を参考にしましょう。

①入浴前の注意点
- 過度の疲労時には，入浴を中止する
- 脱水症状にならないように，入浴前は水分を摂取する
- 入浴前に運動をしていた場合，運動後30分間程度は体を休める

②入浴時に心がけるべきこと
- 手を軽く動かす程度にして静かに入浴する
- 温度にもよるが，はじめは3〜10分程度の入浴にする
- 心臓に負担がかからないよう，半身浴が望ましい

③入浴後の注意点
- 入浴後は保温し十分な安静をとる
- 脱水症状を避けるため水分補給をする
- 入浴後数日〜数週間後に消化器症状（食欲不振，吐き気など）や湯あたりなどが出現することがあり，症状が出た際は，入浴を中止し，主治医に相談する

専用入浴着

専用入浴着とは，手術などにより乳房や腫瘍の切除により，皮膚に傷跡が残っている方が，温泉などの大衆浴場で入浴される際に周りの目を気にせず入浴を楽しんでいただく，傷跡をカバーするための入浴着になりま

す。自治体の温泉施設では，専用入浴着歓迎ポスターやシールなどで，専用入浴着を必要としない方へ理解を促す取り組みが進んできています。

　専用入浴着は，サイズや材質などさまざまな製品が販売されていますので，専門販売店に問い合わせるとよいでしょう（Q32，119ページ参照）。

参考文献
1) 環境省：温泉法第18条第1項の規定に基づく禁忌症及び入浴又は飲用上の注意の掲示等の基準」及び「鉱泉分析法指針（平成26年改訂）」
2) 認定NPO法人：J.POSH 日本乳がんピンクリボン運動

Q48 旅行に旅行診断書を持参するように言われました。どのようなものですか？

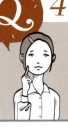

旅行先で体調が悪くなった際，いままでの状態を診ていない医師が診察することになります。その際に，「既往歴」，「感染症」，「服薬記録」などの情報は，緊急時に対応する医師にとっては大事な情報になります。

旅行診断書とは，旅行の際に持っていく診断書のことです。書店でも販売されている，ご自身で記入する「自己記入型」のものや，医療機関の医師が発行する「診断書」などがあります。どちらも，自分の状態を診察医に正しく伝えるためのもので，持病のある方には，旅行に行く際に持参することをおすすめします。

 診断書とは

診断書とは，医師が診断した結果や内容などを証明するために用いられます。費用は医療機関ごとに自由に値段を決めることができるため，金額は3,000～7,000円程度に設定されています。また，治療に必要な医療機器（酸素ボンベなど）を使用されている方が，飛行機に乗られる際，事前に航空会社指定の用紙（診断書）を医師に記入し提出する必要があります。各航空会社により異なりますので，ホームページでの確認もしくは，問い合わせすることをおすすめします。

自己記入型診断書とは

自己記入型診断書は書店などで販売されています。1,500円程で購入可能です。「病名」，「既往歴」，「服薬記録など」基本的な内容を自ら記入できるようになっています。自己での記入が不安な方は，主治医に記入した内容を確認してもらうとよいでしょう。

英文診断書とは

　英文診断書とは，海外へ旅行をされる方のための，治療内容，健康状況を記載した英文の診断書のことです．英文の診断書には，病名や検査データーなどもすべて英文で明記されていますので，世界中のどこでも安心して治療を受けることができますし，また，現地での不要な検査を受ける必要もなくなります．現在通院している病院の医師に記入してもらうことになりますが，英文の診断書を作成することに慣れている医師がいない場合は，発行してもらうことができない可能性もあります．通院している病院の窓口に問い合わせるとよいでしょう．

診断書が用意できないとき

　急に遠方へ出かけなくてはならなくなった，もしくは，診断書を発行するまでに時間のない方は，身分証明書，お薬手帳と一緒に通院している病院の情報と健康状況を記載したものを，一緒に持ち歩くことをおすすめします(図)．

```
パーソナルデーター（自己記入用紙例）

名前
性別_____血液型
現住所

  電話番号(     )ー(     )ー(     )

•緊急時連絡先
名前_____続柄
連絡先(     )ー(     )ー(     )


•病名

•内服治療中　　はい／いいえ

•担当医
病院名
医師名_____科
住所
電話番号(     )ー(     )ー(     )
```

図　パーソナルデーター（自己記入用紙添付）の例

外出先での急な体調の変化があった際，必ず誰かと一緒にいるとはかぎりません。少しでも体の情報や，ご自身の情報を医療者へ伝えることにより，すばやく対応してもらうことができます。

参考文献
1) 日本旅行医学会・監：自己記入式安全カルテ成人用，オブベース・メディカ，2008

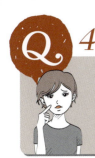

Q49 がん患者でも海外旅行保険に入れるのでしょうか？

A　海外旅行保険への加入は可能です。一般的に海外旅行保険では，持病の悪化，妊娠・出産・流産に関すること，歯科疾病などは補償の対象外とされることが多いですが，近年，保険会社によっては，旅行先で持病が急激に悪化した場合でも応急治療にかかる費用を補償する海外旅行保険を販売しています。

持病があっても海外旅行保険に加入できる？

　海外旅行保険とは，海外旅行先で病気になったりけがをしたときの費用や，盗難などのトラブルにあった場合などに発生する損害を補償する保険のことです。持病があると，保険事故の発生原因が，保険契約の前にすでに起きていることになり，リスクが高くなるため保険会社によっては海外旅行保険に加入が認められないケースもあります。また，加入できたとしても持病の悪化を保険金支払の対象とはしないものも多くあります。

　しかし，近年，特約条項を新設し，条件つきで海外旅行中に持病が急に悪化した際の応急治療費用に対して保険が適用できるものも販売されるようになりました。2015年12月現在では，AIU保険会社，東京海上日動などがそうした海外旅行保険を取り扱っています。

保険に制限は？

　現在販売されている持病の悪化を補償対象とする保険には，31日間までの短期旅行に限られる，保険期間中に旅行先で応急治療を受けた場合の治療費用に限る，保証の限度額が300万円までと設定されている——など，一定の制限があります。そのほか，持病に関する定期的な治療の費用や，

海外旅行の出発前から渡航先の医療機関などで治療を受けることが決定していた場合は補償対象としないなどの制限もあります。加入の際には保険の内容をよく確認することが大切です。

参考文献
1) 日本旅行医学会・編：旅行医学質問箱,メジカルビュー社,2009

Ⅳ 外出や旅行に関するギモン

Q50 航空機内で容態が悪化した場合，どうなるのでしょうか？

A 機内で急病人が発生した場合，程度にもよりますが，「ドクターコール」がなされます。医師をはじめとする医療者から援助の申し出があった場合には応急的な措置を頼むことになります。ドクターズキット，メディカルキットなどとよばれる医薬品や医療機器の機内への搭載が航空法および航空局通達により義務づけられていますので，医師は措置の際にそれらを利用することも可能です。

 ドクターコールは増えている？

「ドクターコール」とは，飛行機や新幹線の中で急病人が発生した際に，乗客のなかから医師などの医療者に協力を求めることをいいます。旅行者の高齢化や，航空機による旅行がより身近になっている昨今，機内でのドクターコールの絶対数は増えているといわれます。

日本の航空会社の統計では，ドクターコールがある頻度は国際線で1,000フライトあたり5.43件でした。また，国際線と国内線をあわせて，5年間で709件のドクターコールがあり，医療援助の申し出は89％，そのうち医師からの申し出は61.8％でした。

 航空機に搭載されている"ドクターズキット"

航空機では，急病人が発生した場合に乗り合わせた医師が使用可能な応急措置用の医薬・医療品（点滴や注射液など）を搭載することが航空法および航空局通達により義務づけられています。航空会社によって，また，国際線か国内線かによっても搭載している医薬・医療品の品目は異なります。例えば全日本空輸（ANA）の国際線では，点滴製剤や，昇圧薬，降圧

193

薬，麻酔薬などのさまざまな注射薬，硝酸薬，抗ヒスタミン薬などの内服薬，ピンセットやメスを含む縫合セットなどが「ドクターズキット」として搭載されています。そのほか，心肺蘇生用の医療機器や挿管セットなどの「レサシテーションキット」や，主に外傷の応急処置を行う際に使用する「メディカルキット」，AED（自動式体外除細動器），OTC医薬品（一般用医薬品）などの搭載もあります。

機内に医師がいないとき

ドクターコールをかけても，機内に医師がいなかった場合にはどうなるでしょうか。急病人が出て，容態が深刻なとき，ダイバート（目的地以外の空港などに着陸すること）となる場合もあります。ただ，これは着陸できるような環境にあることが条件であり，必ずしも選択されることというわけではありません。

一部の航空会社では，地上の医療センターなどとコンタクトをとることで，医師によるアドバイスを受け，事前にトレーニングを受けている乗務員が対応するというシステムを導入しています。例えば，英国ヴァージン・アトランティック航空ではテンパス（Tempus）と呼ばれる遠隔医療用モニター装置を全旅客機に備えています。テンパスはサテライト電話システムを経由し，脈拍，血圧値などのデータや映像を米国 MedAire 社のセンターに送信できるように設計されたモニター装置で，送信された情報からセンターの医師が診断を行い，地上から乗務員に対して医療行為に関するアドバイスをするというものです。日本の航空会社でも ANA が MedAire 社と「MedLink」というシステムを契約し導入しています。これは24時間体制で無線による交信で専門の医師からの医療的アドバイスを受けられるものです。飛行機による渡航が不安な場合は，こうした安全への取り組みも考慮し，航空会社を選ぶことも大切です。

参考文献
1) 日本旅行医学会・編：旅行医学質問箱，メジカルビュー社，2009
2) 日本旅行医学会ホームページ（http://jstm.gr.jp/）

Q 51

IV 外出や旅行に関するギモン

在宅酸素療法をしていても旅行はできますか？ 飛行機に乗るための手続きなどは必要でしょうか？

A 航空機を利用した旅行は可能です。ただし，機内で酸素を使用するには，事前に航空会社への申請が必要となります。その際にはMEDIFとよばれる診断書（主治医が記入したもの）の提出が求められます。

航空会社によって，型式認定を受けている酸素ボンベのみ持ち込める，航空会社が用意する酸素ボンベのみ持ち込める，酸素ボンベの持ち込みは一切不可——など条件はさまざまです。また，事前の申請は数日から数週間前までと規定している航空会社もあるため，早めに条件を確認し，申請をしたほうがよいでしょう。

 航空会社によって扱いが異なる

酸素は航空機においては「危険物」とみなされます。しかし，条件によって医療用の酸素を機内に持ち込むことは可能です。上記のように，航空会社によって条件は異なりますので，事前の確認がとても重要です。

上空では，SpO_2 や PaO_2 は低下します。そのため，地上での通常時よりも1L/分（〜2L/分）酸素流量を上げる必要がありますが，航空会社によって使用できる最大酸素流量は4〜6L/分と差があります。また，酸素マスクや酸素吸入用カヌラなどの準備のある航空会社もあれば，自分で準備しなければならない場合もあります。こうしたことも含めた確認を行います。

 事前にMEDIFを提出

MEDIF（medical information form）は病気やけが，障害をもった搭乗

予定者が，主治医に記入してもらい事前に航空会社に提出する診断書です（図）。航空会社はこうした診断書や申請書をもとに登場の可否を判断しま

図 日本航空（JAL）の MEDIF（2016年2月1日現在）

す．MEDIFは各航空会社のホームページよりダウンロードできます．

 酸素ボンベの持ち込みが不可能な航空会社も

米国系の航空会社などは，法律の規制により酸素ボンベは一切持ち込むことができません．特に北米や欧州ではポータブル酸素濃縮器（POC）が広く普及しており，米国連邦航空局（FAA）の認定を受けている機器であれば事前に申請することで米国のほぼすべての航空会社が機内への持ち込みを認めているため，航空機内で酸素が必要な場合でも酸素ボンベは使用しません．

日本でもPOCが販売され，使用されていますが，現状ではFAAの認定を受けている日本製の機器はないため，航空機内に持ち込むことはできない状況にあります．

 旅行中の手配もしっかりと

旅行に際しては，航空機内での酸素の手配も必要ですが，搭乗前や乗り継ぎ時，目的地到着後に使用する酸素の手配も必要です．機内で航空会社が提供する酸素ボンベを使用する場合，搭乗時まで使用する酸素ボンベは誰が引き取るか，帰着後に使用する酸素ボンベを到着前にどのように空港カウンターに預け渡すかなども考慮しなければなりません．こうした手配は旅行代理店や医療手配業者に依頼するとよいでしょう．

旅行は患者さんにとって気持ちをリフレッシュさせる良い経験にもなり得ます．正しい旅行医学を身につけ，支援やアドバイスをすることが医療者に求められています．

参考文献
1）日本旅行医学会・編：旅行医学質問箱，メジカルビュー社，2009
2）日本旅行医学会ホームページ（http://jstm.gr.jp/）

IV 外出や旅行に関するギモン

Q52 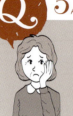 車いすの利用，酸素や投薬の管理，健康管理，吸引が必要などの状況で旅行が不安な場合に得られるサポートはありますか？

A　がん患者が旅行する場合には，上記のようなさまざまな理由から，不安がつきものです。しかしきちんと準備すれば決して旅行ができないわけではありません。以下に解説します。

 個人でも手配可能

　上記の項目それぞれにおいては，個人でも手配が可能です。車いすはあらかじめ航空会社に連絡しておけば，機内では専用の車いすを用意してもらえるので安心です。酸素も同様に，ほとんどの飛行機では用意してもらえますが，そうでない場合や他の旅行手段の場合には自分での手配が必要となります（Q51参照）。投薬管理も慣れた家族が一緒であれば，難しいことはないでしょう。

　ただし，吸引は専門職（原則は医師もしくは看護師）が行うことが必要になりますし，健康管理も患者を見守ること以外に，患者の容態に応じて臨機応変に対応しなければなりません。国内旅行であれば主治医の情報提供書を片手に近隣の医療機関の力を借りることも可能でしょうが，海外旅行となると限られた医療資源での対応となったり，あるいは医療機関を受診する際にも言葉の壁を乗り越える必要があります。

旅行者をサポートする専門家

　疾病や傷害をもった旅行者をサポートする添乗看護師という専門の看護師がいます。国の基準は特にありませんが，民間レベルでさまざまな研修を行ってそのスキルを高めています。

　また，日本旅行医学会では旅行医学について研修を受けた看護師に対す

る認定制度を設けています。認定を受けた看護師はその後も資格の維持のために一定の研修を続けていく必要があり，このことは認定看護師のスキルをある程度担保するものです。

　旅行前には近くの日本旅行医学会の認定医師に相談すると，疾病や傷害に応じてさまざまなアドバイスが受けられます。

　認定医師についての問い合わせは，日本旅行医学会ホームページでお近くの認定医を探すことができますので活用してみてはいかがでしょうか（http://jstm.gr.jp/summary/）。

Ⅴ 家族との関わりに関するギモン

患者の思い・家族の思い（Q53 〜 57）

　がん患者さんのご家族は，2つの側面からストレスを抱えやすくなっています。1つは，患者さんに介護やさまざまなケアという実質的なサポートを提供しなければならないことからくるストレスです。ご家族は，患者さんの闘病生活を介護や経済的な面で担い，患者さんの気持ちを支え，患者さんとともに医療者との話し合いや治療に関する意思決定に参加することでストレスを抱えます。2つ目は，ご家族自身が「第2の患者」として悩みをもちやすくなるために精神的サポートを必要とするということです。がんとの闘病生活がご家族に与える衝撃と心配，不安は大きく，ご家族は患者さんと同程度かそれ以上の精神的負担を経験します。看病を行う家族の1〜4割に抑うつがみられるという報告があります[1]。

　「Ⅴ 家族との関わりに関するギモン」では，そのようなご家族からの疑問に答えました。まず，がんのことや治療のことを，どのように子どもや高齢の両親など大切な家族に伝えればよいかという問題です。子どもたちや高齢の親御さんが病気のことを知ることで動揺するのを心配されるのは当然ですが，基本は，子どもにも高齢の親御さんにも，病気のことを隠さないで率直に伝えることではないかと思います。家族のなかでのオープンで思いやりのあるコミュニケーションは，がんという大きな危機を家族で乗り切っていくときの大きな助けです。もちろん相手の状況をみながらさまざまな伝え方の工夫をすることが必要ですし，大きなストレスを抱える患者さんとご家族を支援するさまざまな医療サービスを利用することも大切です。

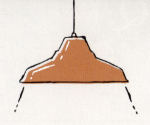

表 患者さんががんと告げられたとき家族に起こりうる感情

・衝撃・動揺・混乱	「信じられない」,「これからどうなるのだろう」など
・怒り	「あの人のせいだ」など
・自責感	「わたしが何か悪かったのでは」など
・不安	「眠れない」,「気持ちが落ちつかない」,「いらいらする」など
・落ち込み（抑うつ）	「気分が落ち込む」,「疲れやすい」,「集中できない」など

　次に，配偶者ががんになったときに，患者さんを支える人生のパートナーとしてどのような関わり方をしていけばよいかという疑問に答えました。患者さんのご家族は，患者さんと同じように，動揺や混乱，怒りや不安，落ち込みなど，さまざまな感情の揺れ動きを経験しますが，それらは大切な家族の危機に直面したときの自然な心の反応です(表)。ご家族は，患者さんの介護に懸命に関わられるあまり，自分のことは後回しにされがちです。しかし，介護を続けるためには，自分の健康を考えることも大切です。誰か信頼できる人に話を聞いてもらう，軽い運動や気分転換をするなどの方法を考えてみましょう。

　最後に，患者さんのご家族を支えるさまざまな医療スタッフや相談支援センター，患者会について述べました。現在では，患者さんやご家族がかかえる悩みを支えるさまざまな社会的仕組みがあります。誰にも相談できない，どうしたらよいかわからないなど，つらい思いや精神的な負担が続くときには，家族だけで抱えないで専門家によるサポートを受けられることをおすすめします。

1) 日本サイコオンコロジー学会・監：医療者が知っておきたいがん患者さんの心のケア，創造出版，p1, 2014

Ⅴ 家族との関わりに関するギモン ①患者の思い

Q53 子どもにも，親ががんであることを伝えたほうがよいですか？ どのように伝えればよいでしょう？

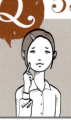

A 親の病気を伝えた後の子どもの反応を心配して，子どもに親のがんや入院や治療について伝えることを躊躇される方も多いと思います。しかし，子どもは何かが起こっていること，親の様子がいつもと違うことを敏感に察知し，正しい情報提供がなされないと余計に不安になるといわれています。一緒に病気と闘う家族の一員として，どのような病気か，どのような治療を行うのかなどを，子どもに理解できる方法で率直に伝えておくほうがよいでしょう。ただし，子どもにいつどのように伝えるか，どのような情報を伝えるかは，患者さんとそのご家族がそれぞれの状況を見て判断されることが適切かと思います。

 子どもの発達段階別の伝え方

子どもは年齢によって理解力が異なりますので，年齢に合ったわかりやすい表現で伝えることが大切です。例えば，6歳までの子どもには絵本や人形などを使いながら話すのもひとつの方法です。親が闘病中は誰が親に代わって世話をしてくれるのかについても，はっきり伝えて安心させましょう。小学生になると多くは「がん」という言葉を聞いたことがあり，がんや治療の用語もわかりやすく話せば理解できます。思春期は，親からの自立と依存の気持ちとの葛藤で大きく揺れる時期です。子どもをひとりの人間として尊重し，親の病気や治療について一緒に考えてゆくようにしましょう。また，子どもの友人や先生，親戚など周囲の人々にサポートを依頼することも大切です。

実際に子どもに病気のことを伝えるときには，落ち着いて静かに話せる場所で，「お母さんの身体に起こっていることを，あなたにも知っておい

てほしいの」などと始め，子どもの反応をみながら少しずつ話を進めていきます。前もって，伝えたいことを整理して書いておくのもよいでしょう。

子どもにも介護（ケア）に参加してもらおう

子どもが親と病院にいっしょに行きたいというときには，子どもの理解を深めるためにも，できればぜひそうしてあげてください。また，子どもがある程度の年齢に達している場合には，その子にできる範囲で介護（ケア）に参加してもらえるように工夫するとよいでしょう。

子どもには，自分を大人たちがサポートをしてくれること，怒りや恐れなど，どんな気持ちがわいても決して「いけない」ということはないこと，周りの大人に自分のつらい気持ちを話してもかまわないことを伝えて安心させてあげてください。

患者サポートの道しるべ

- 子どもは，「僕が悪い子だったせいで，ママががんになったの？」という恐れや罪悪感を持つ傾向があります。がんという病気は，子どもの行いや考えとはまったく関係がないことをきちんと説明してください。また風邪などと違って「がんがうつる」ことはないことも説明してください。

 伝えたい一言

親子の間のオープンなコミュニケーションを大切にしたいものです。隠しごとがなければ，親も不要なストレスを感じないですみます。

大人だからといって完璧である必要はないのです。わからないことはわからない，親だって悲しいこともあるなど，誠実で率直なコミュニケーションをすることが，ひいては子どもにも自分の気持ちに正直になってよいと伝えることにつながります。

書籍紹介

- 「おかあさん だいじょうぶ？」
  （乳がんの親とその子どものためのプロジェクト・作，黒井健・絵，小学館）
  子どもと一緒に読める絵本です。
- 「子どもの喪失と悲しみを癒すガイド──生きること・失うこと」
  （リンダ・ゴールドマン・著，天貝由美子・訳，創元社）
  子どもの喪失体験と悲しみについて学べる本です。

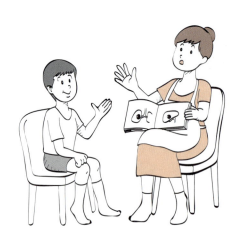

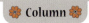

子供に知られたくない

　40代の患者さんで，外来での抗がん薬治療を続けておられる方でした。治療後数日は食欲不振が強く，食事摂取が困難とのことで，制吐薬の希望がありました。お話を伺って行くうちに「子供に知られたくないので，一緒にご飯を食べているふりをしているのがつらいから，吐き気止めを出してほしい」と言われるのです。小学生の娘さんに知らせず，いつもどおりに日常生活を送られていたことに驚きました。

　この患者さんには，医師に相談して制吐薬が処方されました。しかし，お子さんに隠したままで，長期間の抗がん薬治療を継続することはつらいこと，お子さんものちに「知らせてもらえなかった」と感じるよりも「みんなで一緒にママの治療を乗り越えた」，「協力したい」と思ってくれるかもしれないことなどを，ご主人も交えて話し合いました。

　もちろん，お子さんに病気を伝える場合は，年齢に応じてわかる言葉を使うこと，できるサポートは何かを提案すること，受けるであろうショックを支えるなどの，十分な配慮が必要なことも話し合いました。話し合った後，お子さんのことはご両親が一番よくわかっていると思うので，ご両親のタイミング・ご両親なりの言葉でお話してみてはどうかと提案しました。後日，ご主人より「娘に話してみたらお手伝いをしてくれるようになった」とお話がありました。

　抗がん薬治療を一人で頑張るのはつらいことが多いと思います。ご家族や医療者など，サポーターとともに乗り越えていただきたいです。

（岩本　寿美代）

Q54 年老いた親にも私のがんについて伝えたほうがよいですか? 病状を正しく伝えるには, どうすればよいでしょうか?

V 家族との関わりに関するギモン ①患者の思い

A 親御さんが高齢の場合には, 負担や心配をかけたくないために, がんについて話した方がよいかどうかを迷われることもあるでしょう。しかし, 特別な事情がないかぎり, 伝えたほうがよいと思われます。大切な子どもががんであることを後から知った場合, 知らなかったことでご自身を責められたり, お互いの気持ちのずれが生まれたりするかもしれません。今日ではがんは治る病気になってきましたが, もし再発や転移をした場合には, 家族の精神的な支えや協力が必要です。ただし, 伝え方には思いやりの伴った配慮をし, 伝えた後も定期的に病状を報告して安心させてあげましょう。

親に伝えるかどうか

がんは, 治療が終わっても定期的な通院や検査が必要なうえ, 再発や転移があれば再び治療を続けなければなりません。そのなかで病気を隠し続けることは大変難しいでしょうし, 親御さんに嘘をつき続けるのは患者さんやそのご家族にとっても精神的に負担ではないでしょうか。

親御さんにがんについて話すべきか, またどのように話すべきかを判断するときには, 親の年齢や性格, 価値観, 親と住んでいるのかまたは遠方に離れて暮らしているのか, 日頃どのようなつきあいをしているか, また親御さんの体調はどうかなど, さまざまな条件を考えてみることが必要です。周りの信頼できる人とよく話し合ってみましょう。そのうえで, 一度に知らせるのではなく, 例えば状況を見ながら段階的に伝える, 治療のめどがついてから伝えるという選択肢もあるでしょう。

上手に伝えるには

　伝えるときには，誰がどういうふうに伝えるかを考え，上手に伝える工夫をしましょう。患者さん本人以外の人が伝えるということもできるでしょう。遠くに住む親御さんに伝えるときには，メールや電話で前もって簡単に知らせておけば，気持ちの準備をしてもらえるでしょう。しかし，最終的には直接会って相手の反応を見ながら話すことが望ましいと思われます。

病状をわかりやすく説明する

　ご高齢の方のなかには，がんは不治の病だというイメージを持っている方もおられるでしょう。がんであることを親御さんに話すときには，できるだけショックが少なくなるような伝え方を工夫し，わかりやすい言葉で話し，病状については憶測ではなく正確な情報を伝えるようにします。話したいこと，頼みたいことを，前もって整理して書いてみるのもよいでしょう。相手の理解度をみながら状況に応じて修正することも必要ですし，特に大切な点は何度か繰り返すことも必要です。

伝えた後もサポートする

　病気について伝えた後は，定期的に病状や現在の治療の内容などを報告しましょう。がんという病気については，必要以上の心配をされる方も多いと思います。病気の状況を伝えて安心させましょう。また，もし親御さんががんのことを聞いてショックを受けられても，周囲の人々に親御さんをサポートしてもらえるように頼んでおくことも大切です。

Q55 夫ががんになりました。食事を準備してきた私のせいでしょうか？ 忙しい夫を支えられず，ストレスになったのでしょうか？

A 最近では，がんの発生は，喫煙や飲酒などの生活習慣や環境要因と大きく関係すると言われています。しかし，2人に1人ががんになると言われる今日，がんになる原因は多様であり，どんなに健康に気をつけてもがんになることもあるのです。あなたの責任ではないので，ご自分を責めないでください。それよりも，これからご夫婦でともにがんと闘うために何ができるか，患者さんはどう考えているのか，何を望んでいるのかを，2人でじっくりと話し合ってみてはいかがでしょう。がんという危機に夫婦でともに向き合っていきましょう。

 がん患者さんの家族に生じる感情

患者さんのご家族は，患者さんと同じようにさまざまな感情の揺れ動きを経験します。例えば，患者さんががんと告げられた後の動揺と混乱，怒りやいらいら，不安，落ち込みなどのほか，自分が何かしたことやしなかったことが悪かったのではないかという自責感もそのひとつです。これらは心の自然な反応ですので，無理に頑張ろう，前向きになろうとせず，周囲の信頼できる誰かに話を聞いてもらったり，自分の気持ちを書いてみたりすることが助けになります。ただし，一日中気持ちの落ち込む状態が2週間以上続き，生活に支障を来すような場合には，心の専門家に相談してください。

 夫婦で危機を乗り越える

たとえ初期のがんであっても，がんという診断結果を受けたときの患者さんの衝撃と不安は計り知れないものです。同じように，そばにいる家族

は大きく動揺し，患者さんと同様，ときには患者さん本人以上に精神的負担を感じるといわれています。精神的な危機のなかで家族の皆が追いつめられ，人間関係のトラブルが起きることもあります。家族のメンバーのがん診断という「家族危機」にあたって，それまで抱えていた家族のなかの問題が，さまざまな問題として顕在化することもあるのです。もちろん夫婦で一緒に乗り越えようと努力することで，互いの絆が深まることもあります。こうすべきだという回答はありません。それぞれの夫婦の歴史があり，危機のときの乗り越え方があるでしょう。がんという危機にあたって，その夫婦のそれまでのあり方とこれからの生き方が問われているといえるかもしれません。

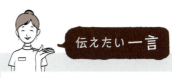

伝えたい一言

> 妻の後悔の念，自責の念の裏にあるのはどういう気持ちでしょう。夫のがんについてご自分を責めている妻は，なぜ自分が悪かったと思っているのでしょうか。何か事情があるのかもしれません。医療者は，「自分を責めないで」と説得する前に，妻の話をよく聞くことが大切です。話を整理しながら共感的に聴いていくうちに，落ち込んだり混乱したりという気持ちが落ち着いてきて，前向きな言葉が出てくるかもしれません。

Q56 がん患者の妻が一人で頑張って闘病しています。もっと頼って欲しいのですが、どのように気持ちを伝えたらよいでしょうか？

V 家族との関わりに関するギモン ②家族の思い

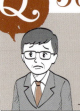

A 患者さんのことを心配するご家族も大変ですね。でも家族である患者さんには、できるだけそれまでどおりに接してください。患者さんが望み、また可能ならば、がんになる前にやっていたことを続けられるようにしてください。何が患者さんのサポートになるかは一人ひとり違いますし、患者さんは、病気との闘いのなかで精いっぱい頑張っています。自分がよいと思う考えを押しつけたり、もっと頑張れと言ったりせず、患者さんの話によく耳を傾けてください。肩に軽く手を置くなど、言葉以外でも思いやりの気持ちを伝えられる方法もあります。ときには、静かに黙って患者さんのかたわらに座っているだけでも十分支えになっているのです。

患者さんの気持ちを理解し一緒に考える

患者さん家族には「病気のことをどこまで、またどのように話せばよいのか」、「どのように患者の気持ちをくみとればよいのか」などの悩みがつきません。しかし、心配のあまり患者さんを無理に励ましたり感情的になったりするのはよくありません。かえって患者さんを追いつめ、負担をかけることになります。

例えば、食欲のない患者さんに無理に食べさせようとするのではなく、食べられないという悩みについて、患者さんの病状や考え方を理解しながら、どうしたらよいか一緒に考えましょう。また病気だからとあまり特別扱いすると、患者さんは家族からの孤立感を感じてしまうかもしれません。患者さんができることやしたいことを尊重し、サポートしてください。

話をよく聴き具体的な助けを申し出る

不安の中にある患者さんにとっては，家族の誰かから真剣に話を聞いてもらうことが大きな助けになります。もし何と話を切り出してよいかわからないときには，「今日の調子はどう？」などと声をかけ，相手が話し出しやすいようにしてみましょう。会話のなかでは，8割がた聞くほうにまわり，話をするのは2割くらいにとどめるほうが賢明です。また，患者さんが心配していることや望んでいること，病気や死の問題についても率直に話し合ってみましょう。また，代わりに買い物に行くなど具体的な援助を申し出ることは役に立ちます。

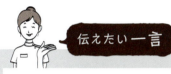

> 介護をするご家族も，がんやがん患者について学びましょう。

> がん患者の心は，次々といろんなものを「失う」あるいは「失うかもしれない」不安と悲しみに大きく揺れます。患者さんは，手術や化学療法によって身体の一部を失う不安，健康な自己イメージや夢をあきらめる悲しみ，人にわかってもらえないという孤独感，さらには仕事や人生までも失うのではという恐れを感じておられるかもしれません。

> 患者さんは，いらいらするなど，家族に理解しにくい行動をとることがあるかもしれませんが，それは強いストレスに対処するための心の反応だということもあるのです。

Q57

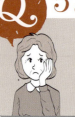

V　家族との関わりに関するギモン　②家族の思い

家族として，闘病中の姿を見ているのがとてもつらいです。患者家族を支えてくれる存在や，ストレスを軽減する方法はありますか？

A　家族ががんになると，その家族も心身ともにさまざまなストレスをかかえます。家族は「第二の患者」だといわれ，医療におけるサポートの対象です。家族の悩みは多岐にわたりますので，医師，看護師，ソーシャルワーカー，心理士など多職種の専門家による支援が必要です。ひどく不安だ，気分が落ち込む，眠れない，家に残した認知症の母の面倒をみる人がいない，治療費が家計を圧迫しているなどの悩みがあるときには，医療者はもちろん，相談支援センターなどに相談してみましょう。また，同じような悩みや経験をもった人々が集まる患者会などのグループに参加するのもよいでしょう。

 さまざまな役割を果たす家族

　患者さんの介護に携わるご家族には，家族が病気で苦しんでいることで自分もつらい思いをしながら，さまざまな役割を果たすことが要求されます。患者さんの介護をすることはもちろん，患者さんの気持ちを支えることや，治療方針など医療についての意思決定を患者さんとともに，あるいは患者さんに代わってすることも求められます。そのほか，患者さんや自分の職場との対応，経済的な心配，家族間の意見の調整や親戚・友人への対応など多くのことをしなければならず，自分のことは後回しになりがちです。家族や友人に助けを求めて介護を分担する，食生活に気をつける，短時間でも毎日運動や気分転換をする，きちんと睡眠や休息をとることなどに気を配りましょう。

患者家族への専門家の支援の必要

　患者さんのご家族の多くは，闘病中の家族を助けるために必要な役割を果たそうと懸命に努力しながらも，日々不安と疲れを感じています。ご家族にも，医療者や福祉従事者など専門家の支援が必要な理由です。医療者は介護についての心配や不安などのご家族の悩みを聞き，どうすればよいか丁寧に話し合ってください。ご家族は，自分は患者の看病をする立場だからとか，看病中だから仕方がないなどという理由で，しばしば自分たちのつらさを医療者に訴えないことがあります。医療者はそのことを見逃さないようにしましょう。

がん患者・家族のための相談支援センター

　近年日本では，がん診療連携拠点病院の整備が進んでいますが，がん診療連携拠点病院には「相談支援センター」が設置されており，その病院で治療を受けている患者さんとそのご家族だけではなく，地域の患者さんやご家族も利用できます。名称は「医療相談室」，「相談支援室」などさまざまですが，がんについての基本的情報はもちろん，がん治療に関するあらゆる問題を相談できます。ご家族の精神的負担についても支援しますので，家族だけでは対応が難しいと思われるときには，「相談支援センター」，あるいは全国各地で開かれている「患者会」や「患者サロン」などに相談をしてみましょう。患者さんとご家族のプライバシーは守られます。なお，一般的に費用はかかりません。

心に関するギモン〜心と向き合う〜

心の問題（Q58〜62）

　自分ががんであることを知ると，誰でも不安になり落ち込みます。がんの罹患は，人に大きなストレスを与え，心身ともに影響を及ぼすのです。がんの病気の時期にかかわらず，2〜4割の患者さんに，不安や抑うつという精神症状がみられるといわれています（表1，2）。
　「Ⅵ　心に関するギモン〜心と向き合う」では，まず精神腫瘍学（サイコオンコロジー）というがん患者さんとご家族の精神的問題を取り扱う医学領域について説明します。現在，がん医療の現場では心の問題もケアの対象とされており，担当医師や看護師のほかに精神科医，心理士，薬剤師，医療ソーシャルワーカーなどが共同して患者さんとご家族を支援してい

表1　告知後のがん患者の心身の変化

否認	「何かの間違いにきまっている」「そんなはずはない」
絶望感	「もうだめだ」など
怒り	「なぜ私がこんな目にあうのか」
不安・落ち込み	「気持ちが落ち着かない」など
集中力低下	「集中力が続かない」「仕事でミスが多い」など
不眠・食欲不振	「眠れない」「食事がのどを通らない」など

表2　がん患者がたどる心のプロセス

告知直後から2〜3日間：衝撃，否認，絶望感，怒り，混乱，不安，恐怖，悲しみ，無力感
↓
抑うつ（怒り・不安・悲しみ），眠れない，食欲がないなどの心身の変調に気づく
↓
1週間〜10日後：新たな状況への適応の始まり

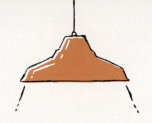

す。また,相談支援センターや患者会などの相談できる場所も増えています。この項では,患者さんやご家族が経験するストレスへの対処法,患者さんの死が近づいたときの心構えについて答えました。がんに関わる心の悩みを抱えているときには,家族,友人など,信頼できる人に自分のつらい気持ちを聞いてもらうことで楽になります。加えて,以上に挙げた医療者や相談機関,同じような経験をした人々が集まっている患者会や患者サロンに相談することも考えてみましょう。

　しかし,ひどく落ち込んで何も手につかず日常生活に支障が出るようであれば,適応障害や気分障害(うつ状態)かもしれません。「適応障害」は,がんという現実を前にした強い精神的苦痛のために日常生活に支障を来している状態です。不安で眠れなかったり,人に会うのが苦痛だったりします。また「気分障害(うつ状態)」とは,適応障害よりもさらに精神的な苦痛がひどく,何もできないような落ち込みが2週間以上続き,日常生活を送るのが難しい状態です。不眠,食欲不振といった症状が強い場合もあります。これらは人生において大きなストレスを経験するときには誰でも陥る可能性のある心の状態であり,専門的な治療が助けになりますので,心の専門家に相談しましょう。

　近年のがん医療,緩和医療では,人間を包括的にみることが大切だとされています。がん患者さんの精神的な悩みのなかには,「なぜ私ががんになったのか」,「私の人生は何だったのか」など,人生の意味や目的,価値に関わる悩みである実存的な心の痛み,自己や他人,人間を超えた存在とのつながりについてのスピリチュアルな痛みに関わる悩みもあります。このような悩みについては,こうすべきだという単一の答えがないために取り扱うのがむずかしいと考えられがちですが,基本は,患者さんの気持ち

をよく聞き，患者さんがご自分で納得できる答えを見つけていかれるのをあたたかく見守るということです。患者さん自身にとっても，自分の人生を振り返ってみて，これまで心のよりどころになってきたこと，人生の支えや喜びになってきたことなどについて考えてみることが助けになるでしょう。

　最後に，不幸にして患者さんが亡くなられたときの，ご遺族の問題を取り上げました。大切な家族を失うことは，その人の生活だけではなく人生観や価値観までも変えてしまうこともあるような大きな体験です。しかし，グリーフ（悲嘆）の体験は一人ひとり違っており，こうあるべきだというものはありません。喪失体験のあとは，二度と立ち直れないのではないかと思うときもありますが，同時に，しばしば喪失の苦しみのなかから新しいものの見方や新しい自分が生まれてゆくともいわれます。喪失からの回復は，新たな自分の学び直しのプロセスでもあります。

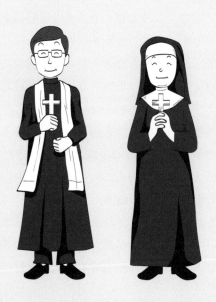

Q58 精神腫瘍科って何ですか？ がんになって以来，不安で夜も眠れません。メンタルケアをしてくれるところはありますか？

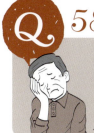

A 患者さんは「家族に迷惑をかけたくないから言えなくて，夜も眠れない」，「病気のことを考えると，ふとした拍子に涙が出る」などと訴えていませんか？ がん患者とその家族の精神的，心理的問題に対応し，がんになったことやがん治療のつらさや落ち込み，再発の不安や死の恐怖などに苦しむがん患者とご家族を支える医療者が精神腫瘍医です。精神腫瘍学は英語ではサイコオンコロジー（psycho-oncology）といい，精神医学（psychiatry），心理学（psychology）と腫瘍学（oncology）を併せた造語で，1980年代に確立した新しい医学分野です。がんが心理面に及ぼす影響や心理的因子や行動ががんに及ぼす影響を研究し，その成果を患者のQOL（quality of life）の向上やがんの罹患率，生存率の改善に生かします。

精神的なサポートで軽減できる心のつらさは

がんの病期を問わず，患者さんの2～4割に不安・抑うつが認められるという報告があります[1]。精神医学的に用いられる厳密な規準を満たしていなくても，また自分の苦痛を医療者に伝えていなくても，がん患者とその家族の多くは精神的，心理的なつらさや悩みを抱えています。

患者さんが眠れない，気分が落ち込む，強い不安がある，いらいらする，集中できない，悲しみから立ち直れない，何をしても楽しめない，家族のことが心配でたまらない——などの苦痛を訴えるときは，精神腫瘍科の医師や心理職など，心の専門家の適切な介入が患者さんのQOLを改善する助けになります。精神腫瘍医は，がん患者と家族への専門的なアドバイスと適切な薬物療法を提供する知識と技術をもった専門家です。

心の専門家に相談するタイミング

　がん患者は心身ともに大きなストレスを抱えますので，不安や落ち込みを経験するのは一般的なことです。しかし，2週間以上たっても一日中気持ちが落ち込んでいる，眠れないなどのつらさが回復せず，日常生活に支障が出るようであれば，適応障害や気分障害（うつ状態）かもしれません。また，大きな手術の後などに，せん妄がみられることもあります。このような場合には，専門家に紹介することが適切だと思われます。

患者サポートの道しるべ

- 精神腫瘍科を受診することを躊躇する患者さんには，「特別な病気の人が受診するところで自分には関係ない」，「受診したことを人に知られると困る」，「心を見透かされるのではないか」，「いったん薬を飲み始めるとやめられないのではないか」といった誤解があるかもしれません。その場合には，受診をためらう気持ちを受け止めつつ，患者さんの話をよく聞いて患者さんが問題だと感じていることを理解するようにし，そのうえで誤解があればそれを訂正するようにしたいものです。

参考文献
1) 日本サイコオンコロジー学会・監：医療者が知っておきたいがん患者さんの心のケア，創造出版，p1，2014
2) 日本サイコオンコロジー学会（http://www.jpos-society.org）

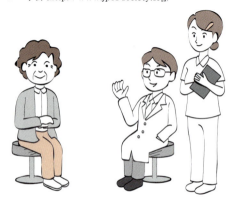

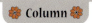

本当の気持ち

「がんの人＝かわいそうな人」。きっとそう思われているんだろう——。

看護師さんは親切で，友だちは気を使ってくれるし，家族は優しくいつも一緒にいてくれます。いろんな場所に連れ出してくれて，美味しいもの食べさせてくれて，わがままを言っても怒らない。

「私がかわいそうだから？　いい思い出を作ってくれようとしてるの？」

悲劇のヒロインになってしまったがん患者は同じことを言います。私にも同じ頃がありました。「がんばって，大丈夫！」と言う友だちを「あなたに何がわかるの？」と遠ざけてしまったこともありました。そんな私に何と声をかけていいのかわからず，友だちは困ったことでしょう。

私の運営するサロンに来てくれる「がん患者になった家族・友だち」をもつ人は言います。

「何て声をかけたらいいんでしょうか。傷つけない言葉はありますか？」

私たちは声をかけてもらって本当はうれしいのです。だけど，一時だけわがままになることがあります。大好きな家族や友だちを遠ざけたりしてしまう時期があります。そんな時はそっとしておいてください。そしてタイミングを見て，「本当は何て声をかけたらいいか悩んでる」って素直に聞いてください。それでもわがままな態度をとったら「面倒くさいなぁ，もう！」って心の中でつぶやいていいです。だけど諦めずに付き合ってください。本当に大切だと思う友だちならそうしてください。

実は助けを待っているんです。だけど時にわがままになってしまい，そんな態度しかとれなくなっているんです。少しだけそっと寄り添って待ってあげてください。

（さとう 桜子）

Q59 がんになったのはストレスが原因ですか？今後はストレスのない生活を心がければいいでしょうか？

A ストレスが実際にがんを発生させるのかどうかについては，はっきりわかっていません。患者さんは，がんと告げられた直後のショックや混乱，今後の不安，病気になったことへの怒りや悲しみ，落ち込み，周囲からの孤立感など，さまざまなストレスを経験します。誰でも簡単に学ぶことができるリラクセーションの方法を利用するなど，上手にストレスに対処することが必要です。不安や落ち込み，睡眠障害などが続くときには，心の専門家に相談することで，カウンセリングなどを受けたりストレスに上手に対処する方法を学んだりすることができます。

 ストレスに対処するさまざまな方法

　がんとともに生きてゆくためには，毎日を前向きに生きてゆくことが大切です。しかし，生活のなかでストレスを完全に避けることは困難です。ストレスをため込まず，日頃から上手にストレスに対処する方法を生活に取り入れてみましょう。

　ストレスに対処するために心身を休息させる方法を「リラクセーション」といいます。リラクセーションの方法には，「筋弛緩法」や「呼吸法」などがあります。「筋弛緩法」とは，自分の身体や心の緊張を意識的に緩めてリラックスする方法のひとつです。身体がリラックスすると気持ちもリラックスし，不安や緊張感が軽減するなどの効果がみられます。また「呼吸法」は，ゆっくりと深く大きく腹式呼吸するというシンプルなテクニックです。心身の状態と呼吸は密接な関係にあります。ストレスを感じているときには自然と呼吸が浅く速くなっていますが，意識的に深い呼吸をす

ることで，肺により多くの酸素を取り入れて血液に循環させることができます。その結果，心臓や肺の負担が減り，ひいては気持ちを落ち着かせることができるのです。

音楽のもつ働きを用いて不安やストレスの軽減を図る音楽療法，ヨガや気功などもおすすめできます。適切な指導者のもとで行ってください。また，これら以外にも，軽い運動をする，入浴する，森林浴をする，瞑想するなど，さまざまなストレス解消法があるでしょう。それぞれご自分に合った方法を実行してみることをおすすめします。

周囲の人々との関わり

闘病という大きなストレスをかかえている患者さんを「支える人」はいるでしょうか。病気のストレスに対処するには，家族や親しい友人など周囲の人々からの理解とサポートがかかせません。家族や友人に患者さんの病気や治療の状況を正しく知ってもらい，患者さんが周囲の人に悩みを相談できる体制を作れるように，支援することも大切です。

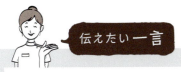

> 患者さんはしばしば，病気のために人に頼らなければならないことを苦痛に感じておられます。しかし，患者さんの存在自体が誰かの心の支えであったり，病気と闘っている姿が周りの人を元気づけていたりするということもあります。患者さんのかけがえのない役割について，患者さんやご家族と話し合ってみてはいかがでしょうか。

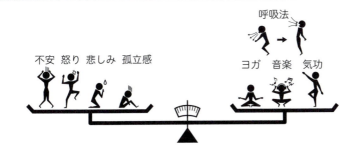

Q.60 どうして自分ががんになってしまったのか,自分の一生はいったい何だったのかと考えて落ち込みます。こんな悩みを相談できるところはないでしょうか？

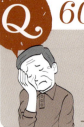

「どうしてこんなに苦しまなければならないのか」,「私の人生はいったい何だったのだろうか」,「私が悪いことをしたために病気になったのか」,「もし死んだらどこへ行くのだろう」など,がん患者さんの多くは,生きる意味,価値観や信念,死の不安や生の有限性についての悩みを抱えます。緩和ケアではこのような苦痛についてもケアが提供されます。誰かが真剣に話を聞いてくれるだけでも支えになりますので,身近な医療者に相談してみませんか。また,闘病の体験を通して人生をより深く豊かに生きた先人たちから学びながら,自分の精神的なよりどころや人生で大事にしてきたことなどについて考えてみるのも助けになるでしょう。

 患者さんの傍らにすわって耳を傾ける

　生きる意味や目的,究極的価値,罪悪感やゆるしなど実存的な問題で悩む患者さんへのケアを「スピリチュアルケア」といいます。スピリチュアルケアにおいては,誰にでも当てはまる答えというものはありません。患者さんのそばにとどまって患者さんの苦悩に耳を傾けようとする姿勢が何より大切です。患者さんは,日々揺れ動く気持ちのなかから自分に納得できる答えを見つけていきます。患者さんがひとりのかけがえのない人間として自分らしく生きられるように,敬意と思いやりの心をもって接することが大切です。

　なお,スピリチュアルな問題を考える際に医療者としてまず注意しなければならないのは,痛みなどの身体症状やうつ病などの精神症状からくる患者さんの苦痛を見落としていないかということです。加えて,医療費負

担など社会経済的な問題，家族との人間関係など心理的な問題など，現実的で改善できる問題がないかということにはいつも気をつけていなければなりません。

 ### チャプレンとは

　チャプレンとは，闘病のつらさや死への恐れなどの精神的危機や悲嘆のなかにある患者さんやご家族の話に耳を傾け，人生の目的や存在の意味について話し合い，その人たちが希望をもって生きていけるように支援をする専門家のことです。北米の多くの病院には，スピリチュアルケアの専門的訓練を受けた専門家（チャプレン）が超宗教・超教派で医療チームの一員として働いています。しかし，スピリチュアルケアはチャプレンや宗教家だけが行うものではありません。スピリチュアリティは，既成の宗教の枠内で表現される場合もありますが，多くは非宗教的な形で表現されます。スピリチュアルケアは，終末期にある人に接するすべての医療者にとっての重要な課題だといえるでしょう。

患者サポートの道しるべ

- 日本でも，少しずつですがスピリチュアルケアの訓練を受けた人々が増えています。スピリチュアルケアの正式な訓練を受けた人々は，特定の信仰や信念を患者さんに押しつけません。自分の信仰的枠組みや信念，価値観をいったん脇に置いて患者さんの信念や価値観を尊重し，患者さんのニーズに答えることができるように訓練を受けています。

Q61 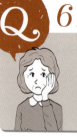 夫の終末期が近いことがわかって動揺しています。家族としてどのような準備をしたらよいでしょうか？ 本人とはどのような話し合いをしたらよいでしょうか？

Ⅵ 心に関するギモン〜心と向き合う〜

A 治療が難しい状況になったとき，限られた時間をどう生きるかは大切な問題です。終末期が近づいたと思われるときには，現在の病状と今後予想される心身の状態について医療者によく尋ね，本人は最後をどのように過ごしたいと思っているか，家族はどの程度看病をしたいと思っているかなどを，前もって患者さんやご家族と医療者とで話し合っておくことが望まれます。患者さんが最後まで自分らしく生きられるように，周りの人が一緒になって患者さんをサポートできるような態勢を作っていきましょう。

予期悲嘆

　死別，特に長年連れ添った人生のパートナーとの死別は，人生最大のストレスのひとつです。患者さんの死期が近いことを予期したときから，ご家族の悲しみも始まります。患者さん本人やご家族が死期を予期して生じる悲しみを「予期悲嘆」といい，大切な人の死後に悲嘆を経験するのと同じような経験をすることがあります。大切な人の死という受け入れ難い現実に対して，悲嘆を経験しながらゆっくりと気持ちの準備をしてゆくプロセスだともいえます。もっとも，誰もが必ず予期悲嘆を経験するわけではなく，また予期悲嘆を経験したからといって必ずしも死別後の悲嘆の期間が短くなるとはいえません。

医療者の役割

　終末期の患者さんは，愛する家族との別れ，自らの身体機能の喪失，それに伴う自立性の喪失など，次々にさまざまな喪失を経験します。またこ

Chapter 2　患者の知りたい生活上のあれこれ

の時期の患者さんは，身体症状の悪化のため周りの人に依存せざるを得なくなり，医療者などから「見捨てられること」への不安をもつといわれます。医療者がもはや積極的に患者さんのもとを訪れなくなったことを患者さんは敏感に気づき，孤独感に苦悩します。この時期，医療者は，症状緩和が十分にできないことに罪悪感や無力感を感じることから，患者さんの病床を訪問することが少なくなりがちですが，ひとりの人間として，最後まで患者さんに何らかの関わりをもち続けようとする姿勢をもつことが大切です。

　また，この時期には，看病をしながら患者さんの苦悩につきあうご家族も，心身ともに大変なつらさを経験します。愛する家族の死という現実を受け止められないと取り乱したり，強い悲しみを表出したりするのはごく自然なことです。医療者は，大きく揺れ動くご家族の気持ちをよく聞き，あたたかく見守り続けながら，最後まで十分に患者のそばに付き添っていけるように支えることが望まれます。そのなかで，もし患者さんの死についての話題が出たときには，ごまかしたり話題を避けたりするのではなく，ご家族の気持ちを受けとめながら率直に話し合うようにしたいものです。

心に関するギモン〜心と向き合う〜

Q62

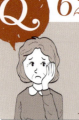

長年連れ添った夫が亡くなって以来，心が空っぽになったようで誰にも会いたくありません。いつまでこのような状態が続くのでしょうか？

A

人生のパートナーを失うことは，ときには人生を変えてしまうような大きな体験です。大切なものや人を喪失する経験を「悲嘆」，「グリーフ」といいますが，グリーフのプロセスを経験する人は，①喪失の現実を受け入れる，②悲しみの痛みを消化する，③故人のいない世界に適応する，④故人との永続的なつながりを大事にしながら新たな人生を歩み始める──という4つの課題を果たしていくといわれます。喪失からの回復は，新たな自分の学び直しのプロセスでもあります[1]。困ったことがあるときには，遠慮せずに家族や友人，専門家に助けを求めましょう。

 グリーフとは

大切な人やものを失ったときの全人的で複雑な体験のことを，近年では「グリーフ（悲嘆）」と呼んでいます。親しい人々との死別は大変つらい経験ですが，死別以外にも，身体の機能を失ったとき，失職したときなど，いろいろな機会にグリーフが経験されます。その意味で，グリーフは私たちの人生の一部だといえます。

 死別後の悲しみによって起こる問題

人生のパートナーを失くすと，家族のなかでその人が果たしていた役割を果たす人がいなくなり，毎日の生活が変わってしまいます。悲しみや怒り，空虚感などの感情や，不眠や食欲喪失などさまざまな身体症状，ひいては世界観や価値観の変化をも呼び起こしますが，これらはみなグリーフの自然なプロセスの一環です。グリーフにおいて何をどのように経験するかは個人によっても文化によっても大きく異なり，これが正しいとか間

違っているとかいうものではありません。

🔔 喪失をいやすのに大切なこと

　喪失をいやしてゆくプロセスにおいて大切なのは，援助してくれる人との人間関係をもつこと，心のいやしの作業や気持ちの整理をすること，現実世界に適応していくことなどだといわれます。また，悲しみを超える信念・人生観・希望をもつことも助けになります。

　日記をつけたり，絵を描いたりなどして自分の気持ちや考えを表現することはグリーフをいやすことを助けます。自分の体験を誰かに聴いてもらったり，同じような体験をしたほかの人の話を聴いたりすることも役に立ちます。また体調を整えることも大切で，ウォーキングなど軽い運動は，寂しさや空虚感，抑うつ気分を少しずつ軽くします。

　ただし，深刻な罪悪感，自殺念慮，極度の絶望感，うつ状態によって仕事や日常生活の雑事をこなせないということが長く続くときには，心の専門家に相談されることをおすすめします。

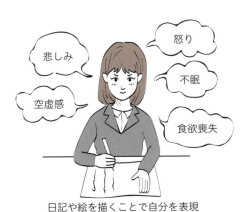

日記や絵を描くことで自分を表現

患者サポートの道しるべ

- 「いつになったら立ち直れますか？」と尋ねられることがあります。しかし，グリーフの体験やそれにかかる時間は人によってそれぞれです。どういう形で喪失を経験したか（病死，突然死など），亡くなった方は自分にとってどういう存在だったか，また喪失の背景はどうだったかなどが，グリーフに複雑な影響を与えます。

伝えたい一言

家族の死のような大きな喪失を経験すると，その体験にすっかり打ちのめされるような気がしますが，同時に，喪失の苦悩のなかから，しばしば新しいものの見方や新しい自分が生まれることも知られています。人は，大きな喪失のあとの強い感情や状況の激しい変化に対してただ一方的に受身の状態でいるだけではなく，その状況に働きかけ，変えていくこともできるのです。

参考文献

1) J. ウィリアムウォーデン・著（山本力・監訳）：悲嘆カウンセリング：臨床実践ハンドブック，誠信書房，pp38-54，2011
2) キャロル・シュトーダッシャー・著（大原健士郎・監訳，福本麻子・訳）：悲しみを超えて：愛する人の死から立ち直るために，創元社，2000
3) ロバート・ニーメヤー・著（鈴木剛子・訳）：「大切なもの」を失ったあなたに：喪失をのりこえるガイド，春秋社，2006

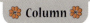

うれしい言葉・傷つく言葉

　人によってさまざまだと思うのですが，「大丈夫！」はいつ言われても元気づけられると言う人もいます。何気ない言葉ですが，がんの再発になるとあきらかに言われる回数や人数が悲しいほど減ります。がん患者は最後まで奇跡を信じたいし，希望を持っていたいです。

　また，全く逆で「大丈夫！」と言われることで「あなたに何がわかるの？」と思う人もいます。相手の状況などをよく見て言葉を選ぶことがとても大切だと感じます。

　「絶対に治るよ」。この言葉も聞く人によっては，「そんなの無責任！」と思われるかもしれませんが言われてうれしい人も多くいます。がん患者になると完治ではなく寛解になります。ですが，「治るよ」言われると「そうか私，治るんだ！」と気持ちが前向きになります。治療は病院でしてもらうものですが，「自分でがんを治す」というがんと闘う気持ちにもつながります。 言霊の力を信じているのです。

　一方で傷ついてしまう言葉もあります。

　「若いと進行が早い」。これはかけてもらった言葉というより会話のなかで言われた言葉でとても傷つく人もいました。がんはいろんな種類があり進行度も体質などとても個人差があります。自分の正しい病状を知ることは大切でそれは十分に主治医から聞いています。ですので，こういう大まかな情報は聞きたくないし言われると悲しくなります。

　「規則正しい生活をしなかったから」，「がんになったんだから玄米を食べなきゃだめよ」，「なんで抗がん薬やったの⁉」，「いいサプリメントあげるから」，「いい病院紹介するから」，「あれをしなさい，これはだめ」──。親切の押しつけのような言葉は相手を傷つけてしまうこともあります。よかれと思う言葉も，当事者にとってはいままでの生活の後悔につながりかねません。

（さとう　桜子）

VII 仕事や経済的問題に関するギモン

治療費と収入の問題（Q63～67）

社会保障制度を知ることが第一歩

　がん患者さんの3人に1人は働く世代で罹患しているなかで(図1)，生存率は向上しています。医療の進歩により，がんは長くつきあっていく慢性病ともいえる状況になっています。

　2014年11月に内閣府が行った「がん対策に関する世論調査」によると，仕事と治療等の両立についての認識は表のような結果となっています。6割以上の方々が働き続ける環境は厳しいと感じているようです。一方，がん治療全般に関わる費用について生命保険会社が調査した結果，がんにかかる治療費は50万円程度が36％，100～200万円程度が約半数を占め，300万円～それ以上という回答は約12％でした[1]。

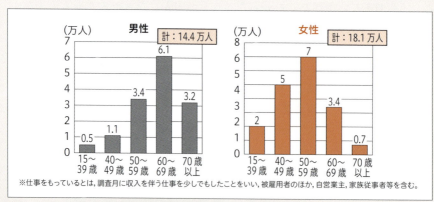

図1　仕事を持ちながら悪性新生物で通院している者
（厚生労働省「平成22年国民生活基礎調査」をもとに同省健康局にて特別集計したもの）

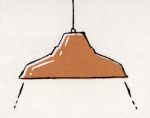

　がん治療と就労の問題については，部位や治療方法によってかかる費用も違いますし，家族構成，発病年齢，職種などによりさまざまな事情を抱えることから個別性が高いと考えられます．

　また，仕事と治療を継続している方々は，治療費よりも収入の減少が問題になることがあります(図2，3)．

　2012年6月に「第2期がん対策推進基本計画」が成立し，新しくがん患者

表　仕事と治療等の両立についての認識

> 「現在の日本の社会は，がんの治療のために2週間に1度程度病院に通う必要がある場合，働きつづけられる環境だと思うか」
>
> ・そう思う…28.9%（そう思う10.4%，どちらかと言えばそう思う18.5%）
> ・そう思わない…65.7%（そう思わない27.5%，どちらかと言えばそう思わない38.2%）

〔内閣府大臣官房政府広報室：がん対策に関する世論調査（2014年11月調査，2015年1月19日更新）
（http://survey.gov-online.go.jp/h26/h26-gantaisaku/index.html）〕

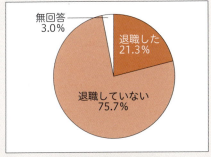

図2　がん罹患後の退職の有無

〔東京都福祉健康局：がん患者の就労等に関する実態調査，2014年5月（http://www.fukushihoken.metro.tokyo.jp/iryo/iryo_hoken/gan_portal/soudan/ryouritsu/houkoku.files/260527_gaiyou.pdf）〕

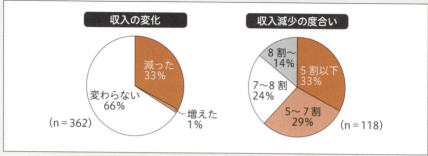

図3　がん罹患後の収入の変化と収入減少の度合い
〔アメリカンファミリー生命保険会社：「がんサバイバー」向けアンケート調査報告，2012年2月23日（http://www.aflac.co.jp/news_pdf/20120223.pdf）〕

さんの就労に関する支援が盛り込まれています．国や都道府県では，がん患者の就労支援はがん対策の柱となっています．この項では社会保障制度などについても紹介していますが，ちょっとした工夫で患者さんが前向きに治療や就労生活が送れることを理解しましょう．また，医療者と医療者以外の多くの方々と連携が広がり，強化されていくことで，がんと診断されたときや，治療中，治療後および復職や社会復帰の際の相談や悩みに対応できることは非常に重要なことです．決してあきらめないこと，患者さんは1人ではないということを理解してもらうことが大切です．

参考文献
1) アメリカンファミリー生命保険会社：がんに関する意識調査，2011年4月26日（http://www.aflac.co.jp/news_pdf/201104262.pdf）

Q63 がんと診断されたら仕事や会社はどうすればいいですか？

A がんと診断されたら「仕事や会社はどうしよう」と考えるのは当然です。治療に専念したいと考え，会社を退職される人も少なくありません。まず，当面の治療スケジュールを主治医から説明を受けてください。次に会社の誰にどこまで伝えるかを考えましょう。治療が始まると会社を休まなければならない状況も考えられることから，会社の就業規則でどのような制度があるか調べましょう。就業規則がない場合は会社の人事担当者に聞いてみましょう。

就業規則とは

就業規則は会社のルールを決めたものです。労働条件や職場における規律などが記載されています。特に治療のため会社を休む際，どのようなことが規定されているか確認が必要になります。表1に示すような事項は確認したほうがよいでしょう。

表1　会社に確認すべきこと

・有給休暇（残日数）	・在宅勤務制度
・休職制度＊（期間月数を確認）	・リハビリ出勤制度＊2
・欠勤制度	・時差出勤制度
・復職時の方法・注意事項	・フレックス勤務制度
・病気休暇（あるか否かあれば日数）	・短時間勤務制度　など

＊休職制度：会社への在籍を維持したまま，一定期間休むことができる制度。休職期間中は無給であっても雇用状態は続いているので社会保険料などは支払うことになる
＊2 リハビリ出勤制度：本格的な復帰に向けて，短時間の勤務や軽易な作業から行うなどする制度

職場への伝え方

主治医と治療スケジュールを相談のうえ，会社の誰にどこまで伝えるかを考えましょう。また，診断書の提出が求められることもあります。職場において診断書の内容などの個人情報がどのように取り扱われるかについて確認しておいたほうがよいでしょう。

以下の「労働契約法第5条」が示しているように会社には安全配慮義務があります。体調や考えられる副作用，後遺症などを事前に伝えることで，そのことに配慮した対応をしてもらえますし，上司や同僚の理解が得られやすくなるため，伝えたほうがよい場合もあります。

（安全配慮義務）
労働契約法　第5条
使用者は，労働契約に伴い，労働者がその生命，身体等の安全を確保しつつ労働することができるよう，必要な配慮をするものとする。

また，個人情報については，適切な取り扱いが求められています。健康情報が誰にどのように伝わるのか確認することも大切です。利用目的以外に利用する場合は，事前に本人の同意も必要となります[1]。

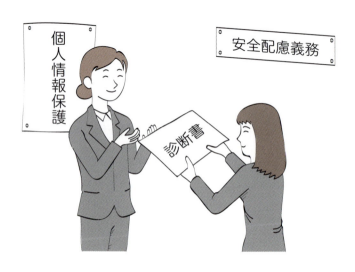

伝えたい一言

診断書を提出した際，誰がどのような経路・方法でその情報（内容）を知るのかということを社内で担当者，およびルールを明確にしておきましょう。

利用目的以外の利用は事前に本人の同意を得ることが必要となります。不当な情報利用がされないように，注意しましょう。

参考文献

1) 厚生労働省：雇用管理に関する個人情報のうち健康情報を取り扱うに当たっての留意事項．2012年6月11日付

Q64 経済的に苦しいので治療費が払えません。治療は断念するしかないでしょうか？

VII 仕事や経済的問題に関するギモン

A 治療費が払えないと思っても，社会保障制度の助けがありますので，治療を受けることができないとあきらめないでください。まずは自分がどの健康保険に加入しているが確認しましょう。

保険者（＝健康保険事業の運営主体）は，全国健康保険協会（協会けんぽ）や健康保険組合，市区町村が行う国民健康保険などがあります。社会保障制度には医療費が高額になった場合に「高額療養費」の給付を受ける制度があります。また，療養中の所得保障を目的とする「傷病手当金」や法令により定められた障害状態にある間，支給される「障害年金」などがあります。

 高額療養費とは

高額療養費は，年齢や所得に応じて，本人（被保険者）・家族（被扶養者）とも単独または，世帯合算し，同一の月に同一の医療機関で支払った医療費の自己負担限度額を超えた部分について申請により協会けんぽ，健康保険組合や市町村などの保険者から支給される保険給付のことです(図1)。

傷病手当金とは

病気やけがで療養のため仕事に就くことができなくなり，報酬を得られない場合の所得保障を目的とし，標準報酬日額の3分の2が支給されます(図2)。

傷病手当金は暦日単位(土，日，祝日含む)で，1日当たり，標準報酬日額の3分の2に相当する額が支給されます。例えば，月給36万円（標準報酬月額36万0,000円）の方の場合，

36万 ×1/30 ＝1万2,000円

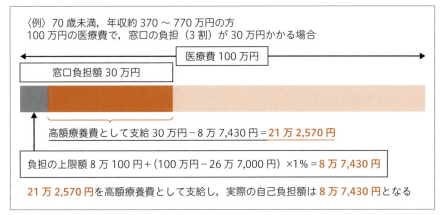

図1　高額療養費の例

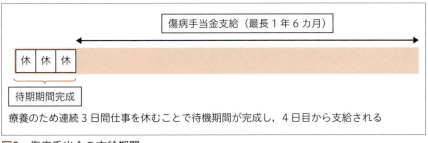

図2　傷病手当金の支給期間

となり，標準報酬日は1万2,000円です。傷病手当金は，休業1日につき標準報酬日額の3分の2に相当する額が支払われるので，月給36万円，標準報酬日額が1万2,000円の場合は，

　1万2,000円×2/3＝8,000円

となり，1日につき8,000円が傷病手当金の額となります。ただし傷病手当金は下記のように保険者によって違いがあるので注意しましょう。

全国健康保険協会（協会けんぽ）→制度あり
健康保険組合→独自の制度があるので加入先の保険者に確認が必要
市町村が行う国民健康保険→制度なし

　会社など雇用主には，傷病手当金に関わる負担は発生しません。傷病手

当金に関しては，会社の人事課または総務課（人事担当者），健康保険の保険者，あるいは相談先がわからない場合は社会保険労務士に相談するとよいでしょう．

障害年金とは

障害年金とは，年金の加入者が法令に定められた障害等級に該当した障害を負ったことで生活の安定が損なわれることのないように，生活を送るうえで困難がある人に支払われる公的年金のことです（図3）．障害年金には，障害基礎年金と障害厚生年金があります．

① 障害基礎年金

　国民年金の加入中に初診日があり，障害の状態（1級または2級）となった場合に支給される年金です．ただし，初診日の前日において国民年金の保険料納付要件を満たす必要があります．

② 障害厚生年金

　会社員など厚生年金保険の加入中に初診日があり，障害の状態（1級，2級または3級）となった場合に支給される年金です．ただし，初診日の前日において国民年金の保険料納付要件を満たす必要があります．

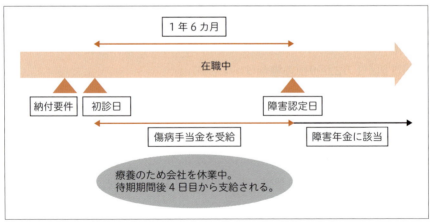

図3　障害年金を受けるまでのイメージ

障害年金に関する3つのキーワード

障害年金を考えるうえで，とても大事となるのが以下の3つの「キーワード」です。

①初診日

障害の原因となった傷病について，初めて医師または歯科医師の診療を受けた日のことです。その医療機関の初診日を証明する書類が必要です。

2015年10月1日から初診日を証明する書類を提出できない場合について省令が改正され，「初診日を合理的に推定できるような一定の書類により本人が申し立てた日を初診日と認めることができる」とされました。

②保険料納付要件

初診日があった月の前々月までの公的年金加入期間で，保険料納付済み期間と保険料免除期間をあわせた期間が3分の2以上あることが必要です。

初診日が65歳未満の人の場合は，特例として，初診日のある月の前々月までの直近の1年間に，保険料の未納期間がなければよいとされています。

②障害認定日

初診日から起算して1年6カ月を経過した日，または1年6カ月以内の病状が固定した日のことです(表)。

表　病状が固定した日

1. 人工透析療法を行っている場合は，透析を初めて受けた日から起算して3カ月を経過した日
2. 人工骨頭または人工関節を挿入置換した場合は，挿入置換した日
3. 心臓ペースメーカ，植え込み型除細動器(ICD)または人工弁を装着した場合は，装着した日
4. 人工肛門または新膀胱の造設，尿路変更術を施術した場合は，造設または手術を施した日
5. 切断または離断による肢体の障害は，原則として切断または離断した日(障害手当金または旧法の場合は，創面が治癒した日)
6. 喉頭全摘出の場合は，全摘出した日
7. 在宅酸素療法を行っている場合は，在宅酸素療法を開始した日

ただし，例えば喉頭全摘出の場合は全摘出した日，人工肛門の造設と尿路変更術を施術した場合は，造設または手術をした日(いずれか遅いほうの日)から起算して6カ月を経過した日が障害認定日となるなどのケースもあります。

保険について

　病気になり治療を継続している場合，保険に入ることができないケースもあります。しかし，がんになった経験がある方で，一定期間治療や投薬等がない状態が続いた場合には加入可能になるケースもあるようです。また，医療保険のなかに告知項目が限定されていて簡易になっている「緩和型保険」や医師の診査や健康状態の告知が不要な「無選択型保険」などがあります。各保険会社での取り扱いをよく調べておくことが大切です。

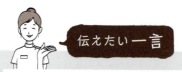

退職後の傷病手当金と雇用保険の基本手当は下記の相反した支給条件のため同時に受給できません。
　傷病手当金：療養中で仕事に就くことができない
　雇用保険の基本手当：就職する意志と能力があるにもかかわらず職業
　　　　　　　　　　　に就くことができない

退職後の傷病手当金はいったん仕事に就くことができる状態になった場合，その後さらに仕事に就くことができない状態になっても，傷病手当金は支給されません。焦らずに体調の回復に努めましょう。

公共職業安定所（ハローワーク）では，病気などの理由で受給期間の延長手続きができます。管轄のハローワークでの手続きを忘れないでください。

参考文献
1) 全国健康保険協会（https://www.kyoukaikenpo.or.jp/）
2) 日本年金機構（http://www.nenkin.go.jp/）
3) 公益財団法人生命保険文化センター（http://www.jili.or.jp/）

Q65 休職中の場合，復帰の時期をどのように考えたらいいですか？

A　一定期間治療のため会社を休職していた場合，職場復帰をするタイミングは重要です。長期間会社を休んでいて周囲に迷惑をかけたという気持ちや焦りから無理をしてしまうことにより体調を崩してしまって再度，会社を休んでしまったという人も少なくありません。まずは，主治医や医療ソーシャルワーカーに仕事の内容等を伝えてよく相談してください。今後の治療スケジュールや治療による副作用や後遺症もきちんと聞いて自分の体調を理解してください。

 復職のタイミング

復職を考える際，患者さん本人の意向を踏まえた主治医や会社との具体的な話し合いが必要です。まず今後の治療スケジュールや治療による副作用，後遺症を主治医や看護師，医療ソーシャルワーカーから聞くことで，患者さん自身が今後の体調を管理することができます。また，治療などによる乱れた生活リズムを整えることも大切であり，例えば，模擬出勤をすることにより，実際に通勤に利用していた交通手段や通勤時間が以前のように使えるか，あるいは変更が必要なのか検討してみましょう。

会社とは復帰スケジュールを確認しあい，復職に際しての，配慮の必要性や要望を伝えましょう。会社には安全配慮義務がありますので，お互いの情報を共有することがとても重要です。

例えば，
- 勤務時間の短縮や業務上の負担軽減など
- 継続して治療が行われる場合は，通院時間の確保。この場合半日単位，時間単位の有給休暇が可能か否か

・体調不良になった場合の休憩スペースの有無や離席しやすい環境の配慮など

以上のことなどを確認しておくことが必要です。

　復帰直後は，「周囲に心配をかけてはならない」と無理をしたり，周囲からの疎外感を感じたりすることがあるかもしれませんが，上司や同僚，部下とのコミュニケーションを良好にし，自分自身の職場の居場所を取り戻していきましょう。「自分ができることをきちんと周囲に伝える」，「感謝の気持ちを伝える」ことが大切です。

　産業医＊や産業保健師等スタッフが選任されている会社はスタッフに，選任されていない会社は担当部署や担当上司に日ごろから相談しておくと，円滑に対応できるでしょう。

＊ 常時50人以上の労働者を雇用する事業場においては，産業医を選任し，労働者の健康管理などを行わせることが労働安全衛生法などで定められています

参考文献

1) 東京都福祉保健局医療政策部医療政策課がん対策係：働きやすい職場づくりを応援します がんに罹患した従業員の治療と仕事の両立支援援ハンドブック，東京都福祉保健局，2015

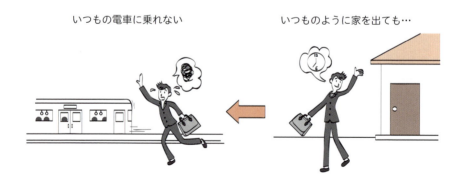

Q66 がんになってさまざまな場所(区役所など)へ相談に行こうと思っています。どこかまとめて相談できるような場所はありますか?

A　心配ごとや悩みを相談したい場合,どこで相談したらいいかわからない。また,体力的につらいのでできればまとめて相談したいという声を聞くことがあります。
　さまざまな所で相談することができますが,利用できる相談窓口をいくつかご紹介しましょう。以下の相談窓口は,原則無料で利用できます。

利用できる相談窓口

がん相談支援センター

　全国のがん診療連携拠点病院にある相談窓口です。その病院に通院していなくても利用できます。治療や療養中の生活についての質問や相談に対し,がんに詳しい看護師や薬剤師などが対応しています。

がん情報サービスサポートセンター

　電話(ナビダイヤル 0570-02-3410)で,全国のがん相談支援センターの紹介やがんの情報の案内,治療や療養に関する相談について対応しています。

 がん情報サービス (http://ganjoho.jp/public/index.html)

全国社会保険労務士会連合会総合労働相談所

　全国47都道府県の社会保険労務士会に相談窓口を設置しています。「突然解雇された」などの労使に関するトラブルに対しては実務経験豊富な社会保険労務士が相談を受けます。

 全国社会保険労務士会連合会
　(http://www.shakaihokenroumushi.jp/general-person/consultation/)

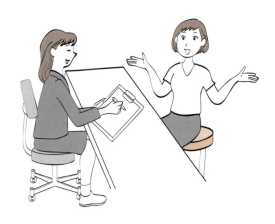

独立行政法人労働者健康福祉機構　地域産業保健センター

　労働者数50人未満の小規模事業者や，そこで働く人に対して，健康診断結果に基づいた健康管理やメンタルヘルスなどについて，医師や保健師が無料で個別相談を受けています。

・独立行政法人労働者健康福祉機構
　（http://www.rofuku.go.jp/sangyouhoken/tabid/333/Default.aspx）

どうするBOKS

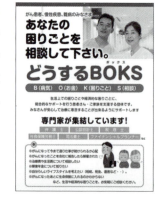

　2015年1月に設立。がん患者の生活と経済的な相談に総合的なサポートを行う，多職種連携団体です。弁護士，公認会計士，税理士，司法書士，ファイナンシャルプランナー，社会保険労務士や会社経営者などのメンバーで構成される社会貢献を目的とした患者支援団体です。

・どうするBOKS（http://dousuru-boks.org/）

Q67 独居で家族も近くにいません。入院の手続きや財産管理について利用できる制度はありますか？

A ご自身だけでは入院等の医療契約を締結することが難しい，あるいは生活していくうえでの財産の管理が難しい，といった場合には，それらの行為を信頼できる身内の方や専門家などの第三者に委任するという方法が考えられます。

「成年後見制度」(広義)は，病気や障害などにより判断能力が十分でない人の法律行為を援助する人(後見人)等を決める制度です。例えば，高齢者の方など，将来判断能力の低下が不安視される場合には，任意後見契約の締結を行うことで，後に判断能力が低下した場合に，裁判所が選任する任意後見監督人の監督のもと，適切な保護が期待できることがあります。また，すでに判断能力に低下が見られる場合には，法定後見制度を利用できる場合があります。

 法定後見制度とは

広義の成年後見制度は，法定後見制度と任意後見制度の2つに分けられます(表1)。このうち法定後見制度とは，本人の判断能力が低下している場合に適用され，家族らが家庭裁判所に後見人等の選任を申し立て，家庭裁判所が後見人等を選任します。支援の内容は法律に定められており，精神上の障害により事理弁識能力(自己の行為の結果を理解でき，有効に意思表示をする能力)が不十分な場合，そのレベルに応じて，「後見」，「保佐」，「補助」の3つの類型があります(表2)。

任意後見制度とは

任意後見制度とは，精神上の障害により判断能力が低下する前に，低下

表1　成年後見制度

成年後見制度（広義）	
法定後見制度	任意後見制度
判断能力が低下後に利用可能	判断能力が衰える前に利用可能

表2　法定後見制度の概要

類型	後見	保佐	補助
対象になる人	判断能力が欠けているのが通常の状態の方	判断能力が著しく不十分な方	判断能力が不十分な方

した後の後見事務の内容を契約によって決めておく制度です。法定後見制度とは異なり，後見人を自分で選ぶことができ，後見事務の内容も自分で決定することができるという特徴があります。

委任契約（任意の財産管理）

　任意の財産管理とは，財産管理に不安のある方が，自分の信頼できる人と私的な委任契約を締結し，その人に財産管理を依頼することです。財産管理を目的とする委任契約に該当します。任意後見契約と併せて利用できます。

　財産管理の内容は，委任する側が自由に決めることができますが，例えば，以下のようなものが考えられます。
　・通帳，有価証券などの管理
　・収入（年金，家賃など）の管理
　・日常生活上必要な支払（税金，公共料金，医療費など）

　財産管理をする人は信頼できる人がよいですが，身近に親族がいない場合は，専門家に相談するとよいでしょう。知り合いに専門家がいない場合は，全国各地の弁護士会，司法書士会，社会福祉士会，地方自治体，社会福祉協議会などで適当な任意後見人や財産管理人の候補者を紹介してもら

うことができます。ただし，第三者の専門家（弁護士，司法書士，社会福祉士など）に財産管理を依頼する場合，報酬を負担しなければならないのが一般的です。

専門家を探す場合は，全国各地の弁護士会または司法書士会などに相談するとよいでしょう。

大阪の場合
- 大阪弁護士会 総合法律相談センター（http://soudan.osakaben.or.jp/index/index.php），
- 大阪司法書士会（http://www.osaka-shiho.or.jp/soudan/）

参考文献
1) 法務省：成年後見制度〜成年後見登記制度〜（http://www.moj.go.jp/MINJI/minji17.html）

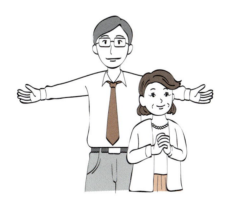

Chapter 3

患者に伝えたい
トピックス

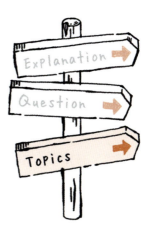

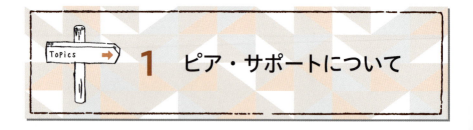

1 ピア・サポートについて

　2012年に改定された国の「がん対策推進基本計画」では,「がんになっても安心して暮らせる社会の構築」が新たな目標に掲げられました。そして,具体的な取り組むべき施策として「がんに関する相談支援と情報提供」があり,このなかで,ピア・サポートの推進がうたわれています[1]。

1 ピア・サポートとは

　ピア・サポートの「ピア(peer)」には,「同僚」,「同輩」,「同級生」,「仲間」,「友人」——などといった意味があります。つまり,「ピア・サポート」とは「仲間を支える」という意味になりますが,その活動は一方が支える,または支えられるという一方通行ではなく,同じ悩みや症状などの問題を抱え,同じ立場にある当事者同士が仲間同士でお互いに支えあうという考え方のもとに進められるものです。互いの経験や体験を語り合い,問題解決(回復)に向け,協同的にサポートを行う相互支援の取り組みのことをピア・サポートといいます。ピア・サポートによって知識や情報を共有することが期待されます。

　ピア・サポートの基本は,「人は誰でも適切な機会さえあれば,自分の問題を自分で解決できる」というものです。ピア・サポートの考え方で大切なことは,患者や家族の自己決定を支援することであり,患者や家族の代わりに決定することではありません。

2 ピア・サポートが注目される背景

　医療技術の進歩や複雑化,情報の多様化に伴い多くの情報があふれるなか,患者や家族が医療機関や治療の選択に迷うことがあります。このような状況に対応するため多くの医療機関では「がん相談支援センター」を立

ち上げて，患者とその家族のがんに対する問題に対応しています。

　しかしながら，医療機関の情報内容や提供の仕方はさまざまで，患者や家族の多様な不安や疑問に対応するには必ずしも十分ではない場合もあります。がん患者や家族の不安や悩みを軽減するためには，がんを経験した患者や家族も，がん患者に対する相談支援に参加することが望まれるようになってきました。そこで，近年，海外でがん，糖尿病，HIV感染症などの慢性疾患のサポートとして成果を上げている"ピア・サポート"が注目され，わが国でもがんのサポートに取り入れられるようになりつつあるのです。

3　ピア・サポートの4つの機能

　ピア・サポートは，継続的で，アクセス可能で，柔軟であることが大切といわれています。一緒に散歩に行く，お茶を飲む，電話で話す，グループミーティングに参加する，家庭を訪問する，さらには食料品の買い物をサポートする——など，ピア・サポートのスタイルは多様です。ピア・サポートは，情緒的，社会的，実用的な支援をすることで，医療サービスを補完することにもなります。また，ピア・サポートには，以下のような4つのコア機能があるとされます。

・日常生活の支援

　ピア・サポーターは，患者が日常生活で遭遇する食事の問題，身体活動の問題，医療に関する問題などに対して，自分の経験や情報を提供します。これらには健康食品や運動に関する情報なども含まれます。

・社会・情緒的サポート

　ピア・サポーターは共感的傾聴と励ましによって，患者が自身の抱える社会的，情緒的問題に対処するためのきっかけを提供できる可能性があります。

・臨床ケアとコミュニティリソースへの連携

　ピア・サポーターには，患者と医療者の間のギャップを埋めることも期待されています。それが適切に行われる場合は，患者が臨床的および社会

資源を探す手助けになることがあります。

・継続的なサポート

　積極的で柔軟性があり，継続的・長期的なフォローアップを患者に提供できる可能性があります。

参考文献

1) 厚生労働省：がん対策推進基本計画（平成24年6月）(http://www.mhlw.go.jp/bunya/kenkou/dl/gan_keikaku02.pdf)

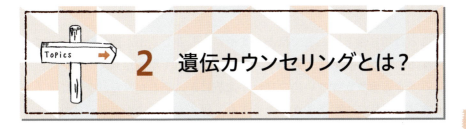

2 遺伝カウンセリングとは？

1 ヒトはなぜがんになるのか

　受精卵（精子と卵子が結合した細胞）は，細胞の中にある遺伝子が設計図として働き，複数回の細胞分裂を繰り返して，数十兆個の細胞に増え，ヒトの体になります。ヒトが生活するなかで，さまざまな刺激（喫煙，アルコール，化学物質，食事，生活習慣などの環境要因）により，細胞の中にある遺伝子が変化し，正常な働きができなくなることがあります。そのような変化が局所の細胞内に複数回起こり，その細胞が分裂することで，体の一部分（例えば，大腸，胃，肺，乳房など）にがんが発生します（図1）。したがって，誰でもがんにかかる可能性があり，日本では一生のうち2人に1人ががんに罹患します。また，年齢を重ねると細胞内の遺伝子変化が蓄積するので，一般に，がんは高齢者に多い病気です。

2 わが家はがん家系？

　日本では2人に1人ががんに罹患するので，家族に複数のがん患者がい

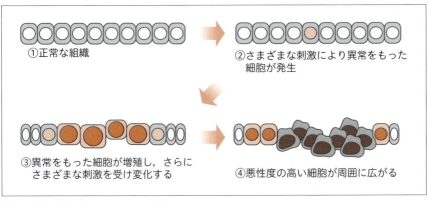

図1　遺伝子変化によるがんの発生

ることは特に珍しいことではありません。しかし，がんは年齢を重ねて発症することが多いので，若いときに事故等で亡くなったり，あるいは，一人っ子など家族が少ない場合には，家族にがん患者がみられないこともあります。家族にがん患者がいなくても，誰でもがんにかかる可能性はあります。

家族は，体質が似ており，環境や生活習慣を共有することも多いため，同じ種類のがんが複数の家族にみられる場合には，生活習慣（禁煙，バランスのよい食生活，適度な運動など）を見直し，検診などを心がけてください。

●体質について（多因子遺伝形質と単一遺伝子遺伝形質）

遺伝子の情報によって現れる特徴を「遺伝形質」とよびます。一般に「体質」とよばれる個人の特徴には下記のような遺伝形質が関わっています。

・多因子遺伝形質（体質）

身長，血圧，皮膚の色調などは複数の遺伝子の影響を受けると考えられており，これを多因子遺伝形質と呼びます。両親の背が高いと子どもの背も高い傾向にあるなど，その体質は子どもに引き継がれることが多いようです。

・単一遺伝形質（メンデル遺伝形質）

たった1つの遺伝子の変化により，影響を及ぼす場合をいい，花の色やエンドウの種子のしわ・色などについて，中学校で習った方も多いと思います。

ヒトの遺伝子は約2万数千種類あり，多くの病気との関連が研究されてきましたが，遺伝子の働きがすべて解明されているわけではありません。

3 がんは遺伝するか

前述のように，多くのがんはさまざまな刺激の積み重ねで起こります。しかし，一部のがんでは，受精卵の段階で，がんに関連する1つの遺伝子に変化があり，がんにかかりやすい体質を持って生まれる場合があります。そのような遺伝性腫瘍は，大腸がんや乳がんなどの5％程度にみられます。遺伝子に変化（単一遺伝子変異）があれば，必ずがんにかかるわけ

ではありませんが，変化のある遺伝子は2分の1の確率で親から子に引き継がれ，その場合にはがんにかかりやすい体質となります。

4 がんの遺伝について知るには

公的機関のWebサイト，書籍から情報を入手できます。また，遺伝カウンセリングを受けるのもよいでしょう。

遺伝性腫瘍の特徴は，比較的若い年齢で発症する，同時に複数の同じがんが発生する（多発），特定の複数のがんに罹患（乳がんと卵巣がんなど）するなどが挙げられ，家族に同じがんの患者が複数いる場合もあります。しかし，家族に複数のがん患者がいても，遺伝性腫瘍（単一遺伝子疾患）とはかぎりません（図2～4）。

●参考情報

がんの遺伝については下記も参考にするとよいでしょう。
・がん情報サービス（http://ganjoho.jp/public/index.html）
・がん情報サービス：遺伝性腫瘍・家族性腫瘍（http://ganjoho.jp/public/cancer/data/genetic-familial.html）
・日本HBOCコンソーシアム（http://hboc.jp/）
・「乳がんって遺伝するの？」（山内英子，吉野美紀子・著，主婦の友社）

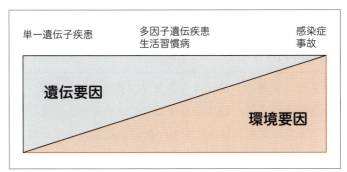

図2　疾病に影響を与える要因

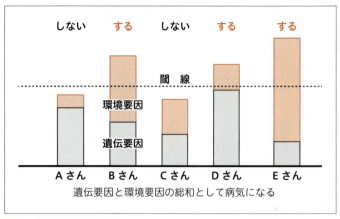

図3　発病するかどうか

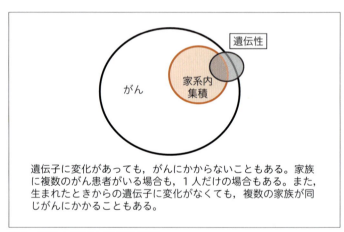

図4　家系内集積と遺伝性腫瘍

5　遺伝カウンセリング

　遺伝カウンセリングは，遺伝カウンセリング担当者（医師，遺伝カウンセラー，看護師，助産師，臨床心理士など）が来談者と十分な時間をかけて面談を行います。対象領域は，がん，神経筋疾患，あるいは小児，周産期など，多くの領域にわたります。遺伝カウンセリング担当者は，心配されている病気に関連する詳しい情報（遺伝，検査，医学的管理，予防，社

会資源など）を提供し，ご家族の状況を整理し，遺伝性のリスクを評価します。また，来談者がそれらを理解し，状況に適応し自己決定することを支援します。選択肢としての遺伝子検査の説明もありますが，「遺伝カウンセリング＝遺伝子検査前の説明である」とすることは誤解です。

遺伝カウンセリングを受けることによって，遺伝性腫瘍の情報を入手し，検診プランや予防プランを立てることができ，また，正しい情報を知ることで必要以上の不安から解放される場合もあります。

6 遺伝子検査でわかること

遺伝子検査で，すべての病気の予測をすることはできませんが，一部の病気については，大学病院や専門病院で遺伝学的検査を受けることができます。しかし，検査の結果，遺伝子に変化があった場合には，病気になりやすい体質であることはわかりますが，必ず（100％）その病気にかかるわけではありません（病気の種類ごとにその確率に幅があります）。遺伝子検査は大学病院やクリニックで受けられます。全国遺伝子医療部門連絡会議_遺伝子医療実施施設検索システム（http://www.idenshiiryoubumon.org/search/）などをご参照ください。

遺伝子検査は，主治医や遺伝カウンセリング担当者から十分な説明を受

表　遺伝学的検査の分類

病原体遺伝子検査（病原体核酸検査）	ヒトに感染症を引き起こす外来性の病原体（ウイルス，細菌等微生物）の核酸（DNA あるいは RNA）を検出・解析する検査
ヒト体細胞遺伝子検査	がん細胞特有の遺伝子の構造異常等を検出する遺伝子検査および遺伝子発現解析など，疾患病変部・組織に限局し，病状とともに変化しうる一時的な遺伝子情報を明らかにする検査
ヒト遺伝学的検査	単一遺伝子疾患，多因子疾患，薬物等の効果・副作用・代謝，個人識別に関わる遺伝学的検査等，ゲノムおよびミトコンドリア内の原則的に生涯変化しない，その個体が生来的に保有する遺伝学的情報（生殖細胞系列の遺伝子解析より明らかにされる情報）を明らかにする検査

〔日本医学会：医療における遺伝学的検査・診断に関するガイドライン，2011（http://jams.med.or.jp/guideline/genetics-diagnosis.html）より引用〕

け，なぜ遺伝子検査を受けたいのか，検査結果を聞いてどう感じるか，その結果を自分の人生にどのように生かすのかを整理し，その検査の妥当性（分析的妥当性，臨床的妥当性，臨床的有用性）を理解したうえで行ってほしいものです。

　遺伝学的検査（直接遺伝子を調べないが遺伝子の状況を検査できるものを含む，表）の目的として，病気の当事者にとっては，①病原菌・病原ウイルス（インフルエンザなど）検査により，感染症の種類を確定する，②がん組織の検査により，がんの特徴を調べ，治療方針を立てる，③治療薬の代謝酵素を調べ，薬の有効性や副作用を予測する，④単一遺伝子疾患原因遺伝子を調べることで，診断を確定し，治療方針を立てる——などが考えられます。そのほか，単一遺伝子疾患患者の家族が同じ遺伝子変異を持つかどうかを調べる（保因者診断，発症前診断）場合もあります。

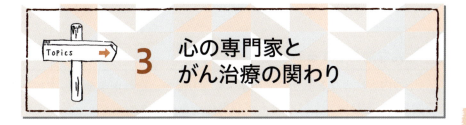

Topics 3 心の専門家とがん治療の関わり

1 心のケアの専門家

　がんに罹患したということは患者さんにとってたいへん衝撃的なことであり，大きなストレス要因となります。さらに，初期治療が終わったあとも，副作用や後遺症の問題，再発の不安など，さまざまな問題が不安や心配を呼び起こします。これらのストレスは，患者さんおよびそのご家族にとって心理的・精神的な負担となり，不安や不眠，抑うつなど，心身にさまざまな影響を与えかねません。

　これらの問題に対応するために，がん医療のチームには，患者さんやご家族と一緒に心のケアを行う専門家がいます。病院によって「精神科」，「精神腫瘍科」，「サイコオンコロジー科」など，標榜する診療科が異なります。あるいは「緩和ケアチーム」に属していることもあります。

2 心もケアする「緩和ケア」

　「精神腫瘍科(サイコオンコロジー科)」では，がん患者さんとそのご家族の精神的・心理的な側面，社会・行動的側面の支援などを行います。また，「緩和ケア」とは，診断の早期から終末期，遺族のケアまでがん治療の全過程において，患者さんの生活やその人らしさを大切にしながら，がんに伴う身体と心の痛みを和らげていく医療です。がん診療連携拠点病院においては，心のケアを含めた「緩和ケア」を治療早期の段階から提供するために，精神科医の配置が義務づけられており，さらに心理職の配置も望ましいとされています。

　以上の診療科では，医師(精神科医，精神腫瘍医，心療内科医)，専門看護師，心理士や医療ソーシャルワーカーが，患者さんやご家族からお話をうかがい，ご相談の内容に応じて対応を考えていきます。

3 どんな対応をする？

　対応の内容はカウンセリングが基本になります。医師が薬を使った治療（薬物療法）を行い，主に心理士が心理療法やリラクセーション技法の指導，心理査定などを担当します。心理療法とは，患者さんが抱えている心理的負担の軽減を目標に，主に治療者と患者さんの間のコミュニケーションを通して行う治療法です。患者さんの不安や苦悩を緩和し，心のバランスを回復するお手伝いをします。

　主な心理療法の技法には，支持的精神療法や認知行動療法などがあります。支持的精神療法は，受容，傾聴，共感など医療者の支持的な態度を基本としたもっとも一般的な心理療法の技法です。治療者は，がんと診断されたことから起こってくる患者さんの不安や抑うつ，体調や役割の変化に伴う精神的苦痛，進行期や再発時の抑うつや絶望感，終末期における実存的苦悩などを，患者さんとの良好な関係を通して理解しようとし，それによって患者さんを支えます。また認知行動療法とは，ものごとの受け取り方や考え方に働きかける認知療法と行動を修正する行動療法を合わせた心理療法です。

4 「チャプレン」による支援

　以上に述べた職種以外にも，「チャプレン」と呼ばれるスピリチュアルケアの専門家である宗教家が働いている施設もあります。チャプレンは，患者さんの精神的・宗教的な苦悩に耳を傾けます。日本において彼らが働いているのは主にキリスト教立の病院やホスピスですが，仏教を背景とする仏教ホスピス（ビハーラ）では，ビハーラ僧と呼ばれる仏教者が人々への支援にあたっています（チャプレンについては，Q60, 222ページを参照してください）。

　以上に述べたいずれの専門職も，治療チームが患者さんとそのご家族を効果的に支援できるように互いの連携を図っており，相談内容によっては他の専門家を紹介します。

Chapter 3 患者に伝えたいトピックス

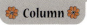

「頑張って」の一言

　お見舞いに来てくれた誰もが帰り際に「頑張ってね」と言って帰ります。でも私たちは，「これ以上何を頑張ればいいのか？」，「私の頑張りはまだ足りないと言うことなのか？」，「頑張ったら本当に良くなるのか？」，「頑張ってこなかったからがんになったのか？」——などと思ってしまうかもしれません。私はこの言葉をかけられる度に苦しくなりました。人にはそのような表情は見せませんが患者は皆同じ気持ちでいっぱいです。

　普段はとても穏やかな方が，ベッドまわりのカーテンを閉め，家族に怒りをぶつけ泣いているところを何度か目にしたことがあります。本人のつらさは本人にしかわからないのです。むやみに発する「頑張って」の言葉は逆に傷つけてしまうこともわかりました。

　みんな頑張っているんです。そのときも，これからも。だからそっと支えてあげてください。

（さとう 桜子）

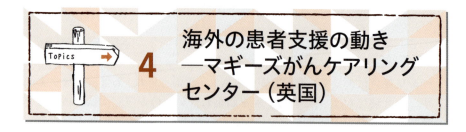

Topics 4 海外の患者支援の動き——マギーズがんケアリングセンター（英国）

がんと最初に診断されたときのショック，急性期の治療，その後の経過観察，再発…。がんを経験した人（周囲の家族や友人も）の暮らしは，さまざまな不自由さや心理的ストレスがともないがちです。そんなとき，友人のように温かく迎え心理的社会的にサポートするのが，英国の「マギーズがんケアリングセンター（Maggie's cancer caring centre，以下マギーズセンター）」です。病院としっかり連携しつつ，独立したチャリティ団体により，寄付とボランティアで運営されています。

1 家庭的な環境と医学的知識のある友人

マギーズセンターを発案したのは，40代で乳がんを経験したマギー・ケズウィック・ジェンクスさんでした。治療後5年目の検診で再発・転移という結果を聞かされ，大きな衝撃を受けていたマギーさんに，外来診察室のスタッフは「次の患者さんが待っているので，出てくれますか」。廊下に出て立ちつくし涙を浮かべるマギーさんの傍らを，病院スタッフは忙しく通り過ぎていくだけでした。

こうした経験から，造園家で著述家でもあったマギーさんは「病院のそばに，患者としてではなく，ひとりの人間に戻ってくつろいで過ごせる家庭的な環境と，医学的知識のある友人のような信頼できる案内人がいてほしい」と願ったのです。マギーさんは病床で，担当の看護師のローラ・リーさん，夫の建築評論家のチャールズさんに夢を語り，一緒に設計プランを練りました。

最初のマギーズセンターが，エジンバラのウエスタン総合病院の入り口にできたのは，マギーさん永眠の翌年，1996年でした。ローラさんがCEOで，チャールズさんがジェンクス財団の理事長です。

Chapter 3 患者に伝えたいトピックス

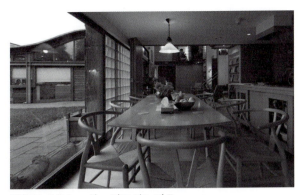

最初にできたマギーズエジンバラ
入るとすぐにキッチンがある家庭的で居心地の良い空間。設計はリチャード・マーフィー。（撮影：藤井浩司／ナカサ&パートナーズ）

2 また前に進む力を取り戻す場と案内人

　大きな病院のそばにマギーズセンターはあります。無料で，病院の行き帰りや外来治療を待つ間に気軽に訪ねることができます。ほっと人心地つくことができて，また前に進む力を取り戻す居場所です。

　家庭のような玄関を入るとキッチンテーブル。家庭的で明るく，リラックスできる空間・環境を大事にしています。建築要綱は，①自然光が入って明るいインテリア，②安全な中庭，③オープンな空間，④すべての部屋を見通せる事務室，⑤オープンキッチン，⑥セラピー用の個室，⑦暖炉と水槽，⑧落ち着くトイレ，⑨全体でも280 m^2 程度，⑩自由な設計――。

　そこに専門知識と経験豊かな看護や心理の専門家がいて，実際面・感情面・社会活動面のサポートを無料で提供します。がん専門の看護師2人，臨床心理士，管理栄養士，運動療法士の計5人が目安です。診断・治療は行わず，心理的サポート（自分の感情に気づき，本人の好みのスタイルで表現して対処），リラクセーションや食事など健康的な生活のガイドに徹します。病院でも家でも言えないことや自分では消化しきれないことを，友人のように気兼ねなく話せますし，スタッフも一緒に知恵を絞ります。仕事や人生設計を立て直すために必要な社会的サポートやセラピープログラムもあります。

3　本人の語りをよく聴く——活動の特長

マギーズセンターでの過ごし方，流れる時間は人間的です。例えば…

- ただ静かにゆっくり過ごすこともできます。社会的役割や責任，患者や家族という役割をおろして，本来の自分に戻れるひととき。自分の素直な感情に浸れる居場所です。
- 「これをしなければならない」というルールやマニュアルはありません。「その人の病気の一番の専門家は本人自身」という考えから，本人の話をよく聴くことがスタート。そのとき必要とすることに添って，本人が「自分で歩き出せる」ようサポートします。
- それまでの治療の過程で何かが不十分だったと気づいたときに，それをいまさら非難しても仕方ありません。非難よりも「ではどうしたらよいのか」を考え，本人が歩き出せる道を探します。
- スタッフも，医療者という社会的役割から降りて，1人の人間として個性（得意）を生かし関わります。「医療的知識のある友人」なので，ユニフォームやバッチをつけません。玄関には事務的な受付カウンターはありません。答えがわからないときは本人に「私は何をしたら助けになりますか」と聞きます。そのスタッフの力では無理なときは，ほかのスタッフと助け合います。
- マギーズセンターの長年の活動から，ワークショップやプログラムが生まれてきました。最初にできたのは，がんと診断されて間もない方のための『さあ，はじめよう（getting started）』です。次に，ひととおりの治療が終わり普通の生活に戻るためのプログラム。さらにリラクセーション，食事と栄養，ストレス管理，ヨガや太極拳，絵画などアートセラピー，家族のためのコース，若い男性患者のコース，若い女性患者のコース——などが続いています。

4　マギーズサポートの効果——病院・患者・スタッフ

英国のがん専門病院が次々にマギーズセンターを誘致するようになり，

創立20年目の2016年には20カ所を超える勢いです。香港にもでき，スペインやオーストラリアで建設が計画されています。そして日本でも2016年の夏頃に東京都江東区にオープンする予定です（266ページ参照）。

マギーズセンターがこれほど求められるのはなぜでしょうか？

病院の使命は，大勢の患者に平等に一定の質の医療を提供することです。医師や看護師などの人材と施設・設備が限られたなかで，効率的に素早く対処することが最優先されます。患者さんが病院の速いスピードに乗れず戸惑っていても，ゆっくり関わることは難しいのが現実です。そのため，マギーズセンターのようなゆっくりできる空間と，心理・社会面のサポートが必要とされるのでしょう。マギーズのサポートによって，患者さんが積極的に治療に向かえるようになり，病院への苦情が減るなど現実的な効果も見逃せません。

マギーズセンターのスタッフは毎日，その日の活動を振り返る時間をもち，日々の来訪者との関わりを吟味することで学び続けます。医学専門家による評価委員会も必置です。毎年の利用者アンケートを行い，スタッフの研修やプログラム改善に活かしています。3〜5年に一度は，外部機関に評価を受けます（1週間滞在し利用者対応の観察や聞き取りを行います）。

マギーズセンターは，学びながらサポートの質を向上させています。

参考文献

1) 30年後の医療の姿を考える会・編：メディカルタウンの再生力〜英国マギーズセンターから学ぶ〜，30年後の医療の姿を考える会，2010
2) 中川和彦，アンドリュー・アンダーソン，秋山正子，田村恵子：英国・マギーズセンターの活動から考える　病院と地域が相互に補完するがん患者支援の理想形．看護管理，25(2)：156-164，2015
3) 村上紀美子：英国・マギーズがんケアリングセンターの相談支援①．看護管理，24(7)：651-655，2014，同②．看護管理，24(8)：769-773，2014
4) 村上紀美子・編：患者の目線：医療関係者が患者・家族になってわかったこと，医学書院，2014

日本でも必要なサポーティブケア——マギーズ東京の動き

 がん相談に携わる人たちの願いは、「医学的知識や情報を得たい、相談スキルを学びたい、コミュニケーションスキルを学びたい、患者さんに必要な支援体制を構築する能力を得たい——」。その答えのひとつが、英国のマギーズがんケアリングセンター（以下、マギーズセンター、○ページ参照）の、心理的社会的な患者支援です。

 日本にマギーズを取り入れるには、次の2つの道があります。

①マギーズセンターのような場づくりや対応を取り入れる

 「マギーズセンター」の名称は使えませんが、街の中や病院の一画で、マギーズのような家庭的で居心地の良い場所をつくり、心理・社会的サポーティブケア（態度・言葉かけ・プログラム）を取り入れます。東京の「暮らしの保健室」、金沢、宮崎などに広がっています。

②正式な「マギーズセンター○○」を作る

 英国マギーズのジェンクス財団と正式な契約を交わして、英国の要綱に沿い、そのうえで地元の特性を取り入れながら活動します。「マギーズ○○」という名前をつけ、スタッフの英国本部での研修をはじめ運営全般にわたってサポートが得られます。

 この、②を日本で実現させるために立ち上がったのが「NPO法人マギーズ東京」です。英国外で2つ目となる「マギーズ東京」を創設しようと動き出しました。秋山正子さんと鈴木美穂さんが共同代表で、がん医療に携わる医療者も多数、参加しています。

 訪問看護師の秋山正子さんは、地域で出会うがんの患者さんが、生活上の困りごとや病気の悩みをざっくばらんに相談できずに悶々としながら、不便な暮らしを余儀なくされている姿に胸を痛めていました。マギーズセンターを知ったとき、これがひとつの打開策になると直感し、マギーズ準備室として東京・東新宿に「暮らしの保健室」を開き、実績を重ねています。

 テレビ局の報道記者である鈴木美穂さんは、24歳でがんを経験し、ハードな治療ののち、職場復帰して活躍するかたわら、若年性がん患者のための団体「STAND UP!!」や、女性がん患者のワークショップを行う団体「Cue!（キュー）」の活動を続けていました。患者会の国際会議でマギーズセンターを知り、「これこそ闘病中から思い描いていたこと」

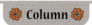

と確信したのです。

　秋山さんと鈴木さんは出会い，意気投合しました．仲間たちが集まり，「知恵と資金を集めて作ろう！」と，異世代・異分野の実力とネットワークを生かした自由な手作りボランティアで動き出したのです．

> 〈マギーズ東京の概要〉
> - 建設用地：東京都江東区豊洲の地に，無償（税負担のみ）で2016年から2020年まで使用．3km圏内にがん専門病院が多く，大勢のがん患者さんが集まりやすい立地です．
> - 建物：英国マギーズセンターの建築要綱に沿って，居心地の良い家庭的な空間と庭をつくります．2020年の期間終了後は，移築していかせる設計です．
> - スタッフ：秋山正子さん，濱口恵子さん，梅田恵さんを中心に多くのがん看護・医療の専門家が協力しています．

　マギーズセンターを訪れる人は，病気による経済問題が生じやすい状態であるため，無料で利用できることは重要です．このためマギーズ東京はチャリティ（寄付）での運営をめざし，寄付や支援をしてくださった方は2015年までに2,000人を超えています．

　「病院」とも「家庭」とも異なる「第三の場」であるマギーズセンターは，がんを経験した人とその家族・友人が自分の力を取り戻す場です．それとともに，全国のがん患者対応や相談の向上をサポートし，がんについての啓発活動を通じて，病気を隠さずにその人らしさをもって暮らせる社会へ夢を描いています．

参考文献
1) マギーズ東京ホームページ（http://maggiestokyo.org）
2) 村上紀美子：マギーズ東京をご存知ですか（1）．がん看護，20(5)：570-572, 2015
3) 村上紀美子：マギーズ東京をご存知ですか（2）．がん看護，20(6)：666-669, 2015
4) 朝日新聞社・アピタル：マギーズ東京物語（http://www.asahi.com/apital/column/maggie/）
5) 医学書院・かんかん！―看護師のためのwebマガジン：maggie's tokyo リアルストーリー（http://www.igs-kankan.com/）

（医療ジャーナリスト・村上 紀美子）

Column

CancerCare®の活動（米国）

　CancerCare®は1944年に米国で設立された非営利組織で，専門家によるサポートサービスや情報提供などを無料で行っている世界有数の組織です。CancerCare®が提供するがん患者支援プログラムの内容は，患者さんの精神的なことや実用的なこと，経済的問題など，多岐にわたります。また，支援の手段も，対面・電話・オンラインによるカウンセリング，教育ワークショップの開催，関連出版物の制作・配布，経済支援――など，幅広く活動しています。こうしたサービスはすべて，がん関連の専門家によって提供されています。がんの影響を受ける人は誰でもが，支援を受けることができる，というのも特徴の一つです。

　CancerCare®では，年間に18万人もの人々をサポートしています[1]。また，年間35万部のがんのサポートに関する出版物を配布し，Webサイトには年間220万アクセスがあるそうです。また，CancerCare®が行う経済支援は，年間1,300万ドル近くにもなるそう。

　Webサイトの内容もとても充実しています（http://www.cancercare.org/）。がん患者さん向け，家族などの支援者向け，医療者向けの3つに分かれており，それぞれの視点に立った役立つ情報やサポートを受けるための方法などが掲載されています。コンテンツの量の多さにも驚きますが，ほとんどの記事が音声で再生できるようになっているなどの細かい配慮も行き届いています。

　CancerCare®は1944年の設立以降，活動の枠組みを広げながら大規模な組織となりましたが，「がんで影響を受ける人々に助けと希望を提供する」という理念は当初から変わっていません。日本でもこのような，情報をすべての人が共有できるような仕組みができることを願ってやみません。

参考文献
1) CancerCare® (http://www.cancercare.org/)

（阿南 節子）

付録①
myカルテ

　がんの治療にあたって，患者さんが現在の治療内容・目的，緊急時の連絡先，自分の体調，AE（Adverse Event；有害事象）＊の有無などを理解しておくことはとても大切なことです。
　この「myカルテ」に患者さんの現在の状況を自分で記入してもらい，いざというときに必要な情報の整理や，治療中の自己管理のための，そして医療者に自分の情報を的確に伝えるためのツールとしてお役立てください。

＊AE（Adverse Event）：薬の使用者に発生した医学的に好ましくない事象のこと。通常，因果関係の有無は問いません。

(記入日：　　　年　　　月　　　日)

名前			性別	男　・　女
生年月日	年　月　日（　　歳）		血液型	型（RH　　）
住所	〒　　－			
電話番号	－　　　－			
携帯電話番号	－　　　－			
緊急時に連絡する人			私との関係	
連絡先(電話番号)				

診断日と治療の予定

診断日	年　　　月　　　日（　　）
担当医	
診断内容 (検査結果, がんの部位)	
今後の 治療内容	
メモ	

医療チーム

かかりつけ医		連絡先 (TEL)	
主治医		連絡先 (TEL)	
放射線科医		連絡先 (TEL)	
担当看護師		連絡先 (TEL)	
担当薬剤師		連絡先 (TEL)	
がんでかかっている病院		連絡先 (TEL)	
ソーシャルワーカー		連絡先 (TEL)	
理学療法士／作業療法士		連絡先 (TEL)	
栄養士		連絡先 (TEL)	
かかりつけ薬局		連絡先 (TEL)	

医療チーム

		連絡先 (TEL)	
		連絡先 (TEL)	
		連絡先 (TEL)	
		連絡先 (TEL)	
		連絡先 (TEL)	
		連絡先 (TEL)	
		連絡先 (TEL)	
		連絡先 (TEL)	
		連絡先 (TEL)	
		連絡先 (TEL)	

使用している薬

現在使用している薬をしっかりと管理することはとても大切です。病院で処方された医薬品，薬局・ドラッグストアで購入した一般用医薬品を一覧に書き出しましょう。

医療用医薬品（医師から処方された医薬品）			
薬の名前	使用量	使用する頻度	使用時の注意点など

一般用医薬品（薬局・ドラッグストア等で購入した医薬品）			
薬の名前	使用量	使用する頻度	使用時の注意点など
（使用理由）			
（使用理由）			
（使用理由）			

現在加入している保険

	加入している保険	担当窓口の連絡先
公的医療保険		
民間保険		

診察日

医師や治療にかかわる医療チームのメンバーとの面会日時，目的などを記入しましょう．

日時	年　　　月　　　日（　）　　午前・午後　　　時　　分〜
場所	
目的	
確認・質問したいことなど	
今回説明されたこと	

日時	年　　　月　　　日（　）　　午前・午後　　　時　　分〜
場所	
目的	
確認・質問したいことなど	
今回説明されたこと	

日時	年　　　月　　　日（　）　　午前・午後　　　時　　分〜
場所	
目的	
確認・質問したいことなど	
今回説明されたこと	

検査データ

医師の判断で定期的な検査を行っている場合には検査日と数値を記入しましょう

検査項目 検査した日			
月　日（　）			
月　日（　）			
月　日（　）			
月　日（　）			
月　日（　）			
月　日（　）			
月　日（　）			
月　日（　）			
月　日（　）			
月　日（　）			
月　日（　）			
月　日（　）			
月　日（　）			
月　日（　）			
月　日（　）			
月　日（　）			

有害事象症状チェック

治療期間中に次にあげる症状があった場合は詳細を記録しましょう。

症状	兆候や症状について
痛み	痛む場所（　　　　　　　　　　）， 痛みの強さ（0～10段階のうち　　　）
疲労感・倦怠感	疲労感・倦怠感の強さ（0～10段階のうち　　　）
睡眠障害	眠れない日が続いた日数（　　　　　日）
吐き気	吐き気の強さ（0～10段階のうち　　　）
嘔吐	1日に嘔吐した回数（　　　　回）
食欲不振	食欲不振の程度（0～10段階のうち　　　）
下痢	1日の便通（　　　回）
便秘	便通がない日が続いた日数（　　　　　日）
38℃以上の熱	医療者に相談または医療機関を受診しましょう
手足のしびれ	しびれのあった部位 （　　　　　　　　　　　　　　　　　　　）
肌や爪の異変	どのような異変か （　　　　　　　　　　　　　　　　　　　） 異変のあった部位 （　　　　　　　　　　　　　　　　　　　）
口内および咽喉頭の痛み	どのような痛みか （
その他（むくみ，排尿時の異変など）	どのような異変があったか具体的に

強さの段階：0→まったくないとき，10→今までの人生で一番強く感じたとき

症状を緩和させるためにしたこと (薬を飲んだ，食事内容を変えたなど)	症状や兆候があった日						
	／ (月)	／ (火)	／ (水)	／ (木)	／ (金)	／ (土)	／ (日)
医療者に相談または医療機関を受診しましょう							

my ジャーナル

治療の経過，受けた検査などを記録しましょう。また，気持ちの浮き沈みは健康にも影響を及ぼします。いま感じていること，悩んでいることなどを書き出し，整理してみましょう。

治療の経過，受けた検査，いま感じていること・悩んでいることなど
年　　月　　日（　）
年　　月　　日（　）
年　　月　　日（　）
年　　月　　日（　）

治療の経過，受けた検査，いま感じていること・悩んでいることなど
年　　　月　　　日（　　）
年　　　月　　　日（　　）
年　　　月　　　日（　　）
年　　　月　　　日（　　）

メモ

付録 ②
役立つWebサイト集

　現代では，情報を得る最も身近で簡単な手段はインターネットです。しかし，インターネット上の情報は誰でも発信できるため，根拠がない情報，誤った情報，悪意がある情報もたくさん発信されています。インターネットは，以下の項目等をチェックし，信頼できる情報かどうかの評価を慎重に行う必要があります。
　①情報発信元を確認する（誰がどんな目的で発信しているのか）
　②情報の作成元が示されているか（根拠はあるのか）
　③複数の情報を入手する（比較検討して正しい情報を見極める）
　④それはいつの時点での情報か（最終更新日が示されているか）
　信頼できて役に立つWebサイトのいくつかを紹介します（2016年1月閲覧）。

がん全般に関する情報

- がん情報サイト（疾患や支持療法などの情報が掲載されているPDQ®日本語版も閲覧できます）
  http://cancerinfo.tri-kobe.org/

- 国立がん研究センター：がん情報サービス
  http://ganjoho.jp/public/index.html

- 日本対がん協会
  http://www.jcancer.jp/

- 海外癌医療情報リファレンス
  http://www.cancerit.jp/

- 乳房再建ナビ
  http://nyubo-saiken.com/

旅行に関する情報

- 日本旅行医学会
  http://jstm.gr.jp/

健康食品に関する情報

- 国立健康・栄養研究所：健康食品の有効性・安全性情報
  https://hfnet.nih.go.jp/

社会的・経済的な問題に関する情報

- がんと就労
  http://www.cancer-work.jp/

患者・家族を支える団体

- キャンサーネットジャパン
  http://www.cancernet.jp/

- Hope Tree（パパやママががんになったら）
  http://www.hope-tree.jp/

海外のWebサイト

- NCI (National Cancer Institue) 米国国立がん研究所
  http://www.cancer.gov/

- ASCO (American Society of Clinical Oncology) 全米臨床腫瘍学会
  http://www.asco.org/

- NCCN (National Comprehensive Cancer Network)
  http://www.nccn.org/

- Adjuvant! Online
  https://www.adjuvantonline.com/

- Cancer Care
  http://www.cancercare.org/

がんに関連した主な学会

がんに関連する学会のホームページでは，各種ガイドラインや最新の知見を公開しているものも多くあります。以下に主な学会を紹介します（2016年1月閲覧）。

●日本癌治療学会

会員数1万7,000人を超える職種横断的ながん関連学会。ホームページではがん関連のガイドラインが多数掲載されています。

http://www.jsco.or.jp/jpn/

●日本臨床腫瘍学会

2015年6月より公益社団法人となっています。ガイドラインの作成やがん薬物療法専門医制度の運営など活動は多岐にわたります。

http://www.jsmo.or.jp/

●日本がん看護学会

学会内には多くのテーマグループがあり，グループ活動を通してそれぞれのテーマに応じた専門的看護の充実が図られています。

http://jscn.or.jp/

●日本臨床腫瘍薬学会

主に薬剤師を対象とし，がん薬物療法の観点から活動をしています。外来がん治療認定薬剤師制度の運営も行っています。

https://jaspo-oncology.org/

●日本放射線腫瘍学会

放射線療法に関する学会活動のほか，放射線治療専門医制度の運営などを行っています。ホームページには一般の方向けの情報も掲載しています。

http://www.jastro.or.jp/

- 日本がんサポーティブ学会

    2015年に設立されたがんの支持療法に焦点をあてた学会です。
    http://jascc.jp/greeting.html

- 日本緩和医療学会

    会員数は1万2,000人を超え，職種もさまざまです。ホームページでは緩和医療に関する各種ガイドラインが公開されています。
    https://www.jspm.ne.jp/

- 日本性科学会

    臨床的な研究や診療を通じて，セクシュアルヘルス(性の健康)の推進を図る専門家の団体です。一般の方向けのカウンセリングも行っています。
    http://www14.plala.or.jp/jsss/

- 日本がん・生殖医療学会

    若年がん患者の妊孕性温存などの生殖医療に関する研究を進める学会です。ホームページには一般の方向けの情報も掲載しています。
    http://www.j-sfp.org/

- 日本サイコオンロジー学会

    国際サイコオンロジー学会(IPOS)の日本支部として設立された学会です。がん医療における「心」を専門とする研究や教育を行っています。
    http://www.jpos-society.org/

- 日本家族性腫瘍学会

    家族性腫瘍に焦点をあて，活動を行っている学会です。
    http://jsft.umin.jp/

索 引

アルファベット

CV ポート ……………………………… 50
CYP3 A4 ………………………………… 101
GCP（Good Clinical Practice）……… 54
Hazardous Drugs（HD）……………… 124
MEDIF …………………………………… 195
nadir ……………………………………… 86
PLISSIT Model ………………………… 177
QOL ……………………………………… 12
Stop and Go …………………………… 68
The BETTER Model …………………… 177

ア行

アポクリン汗腺 ………………………… 60
アポトーシス …………………………… 36
アルコール ……………………………… 96
遺伝カウンセリング …………………… 253
遺伝子検査 ……………………………… 257
遺伝子増幅 ……………………………… 37
医薬品, 医療機器等の品質, 有効性
及び安全性の確保等に関する法律 …… 54
医薬品の臨床試験の実施の基準に
関する省令 ……………………………… 54
医療者とのコミュニケーション ……… 6
インナーウィッグ ……………………… 131
インフォームド・コンセント ………… 33
インフルエンザ ………………………… 40

ウィッグ ………………………………… 128
運動 ……………………………………… 151
栄養機能食品 …………………………… 94
エクリン汗腺 …………………………… 60
エストロゲン …………………………… 105
欧州臨床腫瘍学会 ……………………… 5
オピオイド鎮痛薬 ……………………… 77
オムツ交換 ……………………………… 124
温泉 ……………………………………… 185

カ行

海外旅行保険 …………………………… 191
外出 ……………………………………… 180
外来化学療法センター ………………… 39
化学療法薬 ……………………………… 38
かかりつけ医 …………………………… 29
ガーデニング …………………………… 150
がん原遺伝子 …………………………… 36
がん研究10か年戦略 …………………… 2
がんサバイバーシップ ………………… 2
がんサバイバーシップ向上のための
10の提言 ………………………………… 4
がん診療の質向上・共同宣言10カ条 … 5
汗腺 ……………………………………… 60
がんの原因 ……………………………… 37
漢方薬 …………………………………… 44
がん抑制遺伝子 ………………………… 36
緩和ケア ………………………… 27, 74, 259

機能性表示食品 …………………… 94	酸素ボンベ …………………… 195
局所療法 …………………… 24, 41	ジェネリック医薬品 …………… 47
挙児 …………………………… 162	仕事 …………………………… 233
靴の選択 ……………………… 141	しびれ ………………………… 68
グリーフ ……………………… 226	社会保障制度 ……… 14, 230, 236
グレープフルーツ …………… 101	就業規則 ……………………… 233
経過観察 ……………………… 57	終末期 ………………………… 224
経口抗がん薬 ………………… 42	手術療法 ……………………… 41
血小板減少 …………………… 121	出産 …………………………… 160
ケモブレイン ………………… 70	授乳 …………………………… 63
健康食品 ……………………… 93	障害年金 ……………………… 238
後遺症 ………………………… 72	傷病手当金 ……………… 17, 236
高額療養費 ……………… 14, 236	食事 …………………………… 80
高額療養費貸付制度 ………… 17	食中毒の予防 ………………… 84
高額療養費の現物給付化 …… 16	職場復帰 ……………………… 241
口内炎 ………………………… 98	食欲不振 ……………………… 88
後発医薬品 …………………… 47	女性ホルモン ………………… 63
心の問題 ……………………… 214	人工肛門 ……………………… 117
骨髄抑制 ………………… 84, 121	診療情報提供書 ……………… 22
子どもに伝える ……………… 202	スキンケア …………………… 139
コミュニケーション ………… 6	ストーマ ……………………… 117
	ストレス ……………………… 220
	スピリチュアルケア ……… 75, 222
サ行	生活の質(QOL) ……………… 12
	性行為 …………………… 170, 174
サイコオンコロジー ………… 217	精子凍結 ……………………… 167
在宅酸素療法 ………………… 195	生殖医療 ……………………… 162
サプリメント ………………… 93	精神腫瘍科 …………………… 217
サプリメントアドバイザー … 93	成年後見制度 ………………… 245
産業医 ………………………… 242	

生命保険	17	点突然変異	37
セカンドオピニオン	21	ドクターコール	193
染色体転座	37	ドクターズキット	193
全身療法	24, 41	特定保健用食品	93
セントジョーンズワート	103	トランスレーショナルリサーチ	56
先発医薬品	47		
専用入浴着	119, 186		
相談支援センター	35, 212		
相談窓口	243		

ナ行

生もの	84
肉類	106
乳がん	63
乳汁	63
乳房再建	144
乳房パッド	119
入浴	81
任意後見制度	245
妊娠	160
妊孕性	160, 162
妊孕性温存	166

タ行

退院後の生活	57
体液循環	154
大豆イソフラボン	105
第二の患者	212
多因子遺伝形質	254
脱毛	128, 134
脱毛しやすい薬剤	129
タバコ	96
単一遺伝形質	254
チーム医療	18
治験	53
チトクローム P450	101
チャプレン	75, 223, 260
中医学	44
治療費	230, 236
爪のケア	140
手洗い	84

ハ行

排泄	81
胚凍結	162, 168
曝露	110
発熱	114
晩期合併症	72
ピア・サポート	250

皮下埋め込み式中心静脈アクセスポート
……………………………… 50
被曝 …………………………… 112
日焼け止め …………………… 141
病院の選び方 ………………… 29
病状を伝える ………………… 206
美容やおしゃれ ……………… 82
副作用 ………………… 11, 25, 65
復職 …………………………… 241
不妊症 ………………………… 166
ブラジャー …………………… 120
フラノクマリン類 …………… 101
ブレスト・インプラント …… 144
プロラクチン ………………… 63
分子標的薬 …………………… 39
米国腫瘍学会 ………………… 2
ペットとの共生 ……………… 149
放射線療法 …………… 41, 112
法定後見制度 ………………… 245
ポータブル酸素濃縮器 ……… 197
ホルモン療法薬 ……………… 39

マ行

マギーズがんケアリングセンター …… 262
末梢神経障害 ………………… 68
味覚変化 ……………………… 108

未受精卵凍結 ………………… 167
ミラーリング ………………… 8
民間薬 ………………………… 44
メイク ………………………… 134
瞑眩 …………………………… 46
メンタルケア ………………… 217
もの忘れ ……………………… 70
モルヒネ ……………………… 77

ヤ行

薬物有害反応 ………………… 11
有害事象 ……………………… 11
有害反応 ……………………… 11
予期悲嘆 ……………………… 224

ラ行

卵組織凍結保存 ……………… 168
リハビリテーション ………… 182
旅行 …………………………… 180
旅行診断書 …………………… 188
リラクセーション …………… 220
臨床研究 ……………………… 53
臨床試験 ……………………… 53
リンパ浮腫 …………………… 154

あとがき

　皆様，本書を手に取っての感想はいかがでしたでしょうか。本書は患者さんの疑問に対して，医療者がどのように応えていくかを考えて作成しています。

　がん医療の進歩は著しく，患者さんの意思決定を尊重し，生活を支えるためには，医療者として適切な情報提供を行うことが不可欠となっています。その視点として患者さんやご家族が，自分にとって有用である情報がどれであるのか，何をもとに今後のかじ取りをすればいいのか惑わされている状況にあることを理解しておきたいと思います。医療者は，可能なかぎり証拠に基づいた適切な情報を提供する役割があるものの，科学的には不明確なことや，患者さんにとってつらい情報には，どのような内容をどのように伝えるか悩むことも多いと思います。

　医療者は，どこまでわかっていて何がわかっていないのか。患者さんやご家族にとって有用な情報は何であるのかについて常に学び続ける責務があります。その医療者の自己研鑽のために，本書では最新の文献や書籍などをもとに幅広い知見とともに，根拠が不明確な内容について現場でがん患者と向き合っているスペシャリストがどのように説明しているか，工夫しているかなどの知恵が詰まっています。

　本書は，患者さんへの情報とともに，確実な方向性が見出せなく不安な患者さんに寄り添い，揺れ動く気持ちを受け止めるための方向性の指南にもお役に立つと思います。

2016年2月

飯野 京子

がん患者の「知りたい」がわかる本
日常生活の安心を支援するQ＆A集

定価　本体2,200円（税別）

平成28年2月28日　発　行

監　修	青儀　健二郎　飯野　京子
編　著	阿南　節子　櫻井　美由紀　岩本　寿美代
発行人	武田　正一郎
発行所	株式会社　じ ほ う

　　　　101-8421　東京都千代田区猿楽町1-5-15（猿楽町SSビル）
　　　　電話　編集　03-3233-6361　販売　03-3233-6333
　　　　振替　00190-0-900481
　　　＜大阪支局＞
　　　　541-0044　大阪市中央区伏見町2-1-1（三井住友銀行高麗橋ビル）
　　　　電話　06-6231-7061

©2016　　　　　　　　　組版　（株）明昌堂　　印刷　シナノ印刷（株）
Printed in Japan

本書の複写にかかる複製，上映，譲渡，公衆送信（送信可能化を含む）の各権利は株式会社じほうが管理の委託を受けています。

JCOPY ＜(社)出版者著作権管理機構　委託出版物＞
本書の無断複製は著作権法上での例外を除き禁じられています。
複製される場合は，そのつど事前に，(社)出版者著作権管理機構（電話 03-3513-6969，FAX 03-3513-6979，e-mail：info@jcopy.or.jp）の許諾を得てください。

万一落丁，乱丁の場合は，お取替えいたします。

ISBN 978-4-8407-4824-7